イラスト
応用栄養学実習

藤木 理代　楳村 春江
中村 裕子　藤田 静子　著

第3版

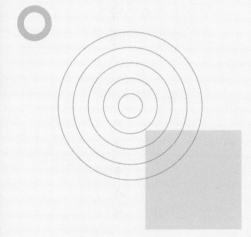

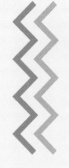

東京教学社

·· 著者紹介 ··

藤　木　理　代
　　名古屋学芸大学・管理栄養学部・教授・博士（医学）

楳　村　春　江
　　名古屋学芸大学・管理栄養学部・准教授・博士（栄養科学）

中　村　裕　子
　　名古屋文理栄養士専門学校・専任教員・修士（人間科学）

藤　田　静　子
　　至学館大学・健康科学部・准教授・博士（食農科学）

イラスト　田中 聡
表紙デザイン　Othello

はしがき

　私たちは生きていくために必要なエネルギーや栄養素を食事から摂取します．それらは私たちの健康を維持増進させるだけでなく，喜びや楽しみをもたらします．たとえば，栄養剤と食事では，たとえ栄養価が同じであっても喫食者にとって大きな違いがあります．私たちは，食べ物を五感で感じ味わいます．その過程でおいしいと感じたり，嬉しいと感じます．また，脳への刺激は消化器の運動や消化酵素の分泌を促します．したがって，「どんな栄養素を摂るか」は重要ですが，「誰といつどのように食べるか」はさらに重要であり，栄養と食事は生理的にも心理的にも異なる意味合いをもちます．

　食は私たちの生活の一部であり，食生活は食文化を形成します．私たち日本人が築いてきた食文化は，世界に誇れる美しさや美味しさをもち，健康的でもあります．近年，食の多様化に伴い食文化が変化してきました．これまでの伝統を継承しつつも，国外の食文化と日本古来の食文化の融合を含め，新たな食文化の形成も必要です．

　また，超高齢社会を迎え，健康寿命の延長をめざし，これまで以上に食生活の是正が必要になります．体によい料理とおいしい料理は，時として相反するものになります．しかし，これらを両立することは専門家として磨くべき技術です．

　応用栄養学実習は，乳児から高齢者まで，それぞれのライフステージにおける健康の維持増進を目指して，さまざまな対象者が心身の健康を培う食事ができるように，食事計画の知識・技術・態度を育成します．

　本書では，栄養マネジメントの中でも献立作成を中心とした食事計画の習得を学習目的とします．各章では，対象の生理的特徴，食事摂取基準を学び，それらに応じた献立の作成，調理の実践を行います．献立は基準値を満たしていても，対象の嗜好に合わなかったり季節感がなかったりすれば，現実の食習慣として根付きません．したがって，本書は「献立作成→調理→評価」という流れで，効果的に学習できるように構成されています．

　なお，栄養計算表，評価票などの資料はWebサイト（https://www.tokyokyogakusha.com/book/b10032985.html）にテンプレートを載せ，指導者と学習者がより情報を共有しやすい形式を整えています．また，各ライフステージにおける栄養ケアの詳細については「イラスト応用栄養学」（東京教学社）を参照してください．

2016 年 4 月

著者一同

第3版
はしがき

　「日本食品標準成分表 2020 年版（八訂）」が 2020 年 12 月に文部科学省から公表されました．調理済み食品の情報の充実，炭水化物の細分化とエネルギーの算出方法の変更などを特徴としています．そのため，調理された食品から実際に摂取できる各種栄養量を，より正確に示せるようになりました．

　しかし，日本食品標準成分表 2015 年版（七訂）と 2020 年版（八訂）とでは，栄養計算方法が異なります．特にエネルギー量に違いが生じます．食品標準成分表の値は，食事摂取基準に応じた献立を作成する際の重要な資料となります．そのため，食品標準成分表を活用するさまざまな現場において，現在，七訂から八訂へ移行しつつあるところです．本書においても，序章に八訂の改定ポイントを記しています．

　本書は，生涯健康であるために，各ライフステージにおける食事摂取基準を踏まえた食事計画と，豊かな食生活をおくるための献立作成のスキル向上を目指したテキストです．食を取り巻く環境の変化や健康栄養問題に応じて食品標準成分表や食事摂取基準は改定されます．栄養士，管理栄養士の卵である学生たちが，それらの改訂の意図を考えながら，次の時代の健康社会の築き方を模索していくことを願っています．

　2024 年 4 月

著者一同

contents

第3章 幼児，学童のための献立計画と調理

第6章 アスリートのための献立計画と調理

序 章
応用栄養学実習とは

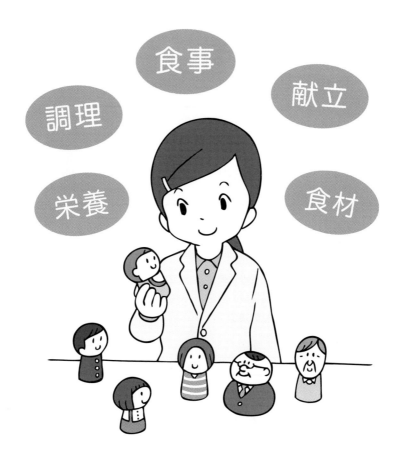

　発育・成熟・老化のライフサイクルの中で，必要とする栄養素や嗜好は変化します．また，世代特有の健康栄養問題も生じます．人々が生涯にわたり食を通して心と体を健全に育むために，健康とおいしさの両者を考慮した献立作成と調理法を学びます．

〈到達目標〉

□ 食事の役割が理解できる

□ 食事計画のための栄養アセスメント法が理解できる

□ 食事摂取基準の活用法が理解できる

□ 対象に応じた献立作成法が理解できる

1 食事の役割

　私たちは毎日の食事から生命の維持や成長に必要な栄養素を摂っている．また，私たちにとって食事は楽しみであり喜びでもある．したがって食事内容は，健康の維持増進に必要な栄養量を満たすのみならず，おいしいと感じられるものであることが望まれる．

　応用栄養学実習では，乳児から高齢者まで，各ライフステージにおける食事摂取基準および嗜好に応じた献立作成を行う．また，旬の食材の活用や食文化の継承など，心身の豊かさを育む食事計画の立て方を学ぶ．

| 栄養アセスメント | 年　齢　　　生活環境
性　別　　　生活習慣　の把握
身体活動レベル　健康状態 | 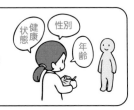 |

栄養量，食形態，食具の決定

| 献立作成 | 対象者の把握　　献立の決定
食品構成の設定　栄養価の算定
食材の決定 | |

| 調　理 | 食材の発注　　　調　理
調理行程の確認　盛り付け | 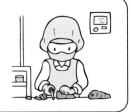 |

| 評　価 | 献立の評価
調理行程の評価 | 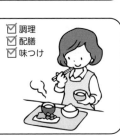 |

序章
応用栄養学実習とは

妊産婦，授乳婦

新生児，乳児

幼児，学童

成　人

高齢者

アスリート

2 食事計画

　食事計画とは，対象者が健康を維持・増進できるように，必要な栄養素量をアセスメントにより決定し，献立を作成することである．その際，おいしく食べられるように，嗜好や食習慣を考慮する．また，食べやすさを考慮し，発育や老化による生理的機能に応じた食事形態や食具を選択する．食事計画は以下の流れで行う．

1 栄養アセスメント

　対象者の身体状況・栄養状態を判定することを栄養アセスメントという．食事計画をするために，まず，栄養アセスメントを行い，対象に必要な栄養量・食形態・食具を決定する．

　たとえば，対象の年齢・性別・身体活動レベルによって必要な栄養量は変わる．妊娠期や授乳期には，付加量が設定されている栄養素もある．また，乳児期・幼児期は発育・発達段階により，咀嚼機能や使用可能な食具が変化する．高齢期においても，加齢に伴い咀嚼・嚥下機能が衰えるため，対象の生理機能に応じて食形態や食具を選択する必要がある．

　エネルギー摂取の過不足の判定には，BMI または体重変化量を用い，BMI が目標とする範囲内（表 0-01）に留まることを目標とする．乳幼児期の体格判定には「カウプ指数」，学童期には「ローレル指数」，「肥満度」を用いる（巻末資料 11）．その他，栄養状態の判定には，食事摂取状況，臨床症状，臨床検査データを用いる．とくに成人期は，生活習慣病の診断基準やリスク判定（巻末資料 12）から評価する．

表 0-01　目標とする BMI の範囲（18 歳以上）

年齢（歳）	目標とする BMI（kg/m^2）
18 ～ 49	18.5 ～ 24.9
50 ～ 64	20.0 ～ 24.9
65 ～ 74	21.5 ～ 24.9
75 以上	21.5 ～ 24.9

❷ エネルギー・各栄養素量の設定

(1) エネルギー・各栄養素量の基準値

　献立を作成する際，エネルギー量や各栄養素量は「日本人の食事摂取基準（2020 年版）」に基づいて設定する（巻末資料 1 〜 10）．食事摂取基準では年齢，性別ごとに基準値が設定されている．基準値のうち「推奨量」は，摂取不足の回避を目的として設定された数値で，「ほとんどの人の必要量を充足する値」である．十分な科学的根拠が得られず推奨量が設定できない栄養素については「目安量」が設定されている．その他，過剰摂取による健康障害の回避を目的に「耐容上限量」が，生活習慣病の予防を目的に「目標量」が設定されている（図 0-01）．

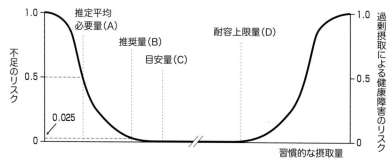

図 0-01　食事摂取基準の各指標を理解するための概念図

(2) 食事摂取基準の活用

　対象者の特性（年齢，性別，身体活動レベル，生活環境，生活習慣，健康状態）を把握し，食事摂取基準を活用した栄養素量を含む食事を計画する（表 0-02）．

　個人を対象とする場合，エネルギー量は，BMI が目標とする範囲内に留まること，またはその方向に体重が改善することを目指して設定する．各種栄養素量は，推奨量（または目安量）を下回らず，耐容上限量を超えないように設定する．目標量が算定されている栄養素については，アセスメントから得られた情報から，個人に想定される生活習慣病の予防や改善を考慮して，目標量の範囲内に入ることを目指す．

　集団を対象とする場合，エネルギー量は，BMI が目標とする範囲内に留まっている者の割合を増やすことを目指して設定する．各種栄養素量は，推定平均必要量（または目安量）を下回る者の集団内における割合をできるだけ少なくする．また，集団全員の摂取量が耐容上限量未満になるようにする．目標量が算定されている栄養素については，アセスメントから得られた情報から，集団に想定される生活習慣病の予防や改善を考慮して，目標量の範囲内に入る者または近づく者の割合を増やす．

　栄養素の優先順位については，個人や集団の生理的特徴，生活習慣，栄養アセスメント結果などを考慮する．

表0-02　食事摂取基準の活用

個人の食事改善を目的として食事摂取基準を活用する場合の基本的事項

目　的	用いる指標	食事摂取状況のアセスメント	食事改善の計画と実施
エネルギー摂取の過不足の評価	体重変化量 BMI	○体重変化量を測定 ○測定されたBMIが，目標とするBMIの範囲を下回っていれば「不足」，上回っていれば「過剰」の恐れがないか，他の要因も含め，総合的に判断	○BMIが目標とする範囲内に留まること，またはその方向に体重が改善することを目的として立案 《留意点》一定期間において2回以上の評価を行い，その結果に基づいて計画を変更，実施
栄養素の摂取不足の評価	推定平均必要量 推奨量 目安量	○測定された摂取量と推定平均必要量並びに推奨量から不足の可能性とその確率を推定 ○目安量を用いる場合は，測定された摂取量と目安量を比較し，不足していないことを確認	○推奨量よりも摂取量が少ない場合は，推奨量を目指す計画を立案 ○摂取量が目安量付近かそれ以上であれば，その量を維持する計画を立案 《留意点》測定された摂取量が目安量を下回っている場合は，不足の有無やその程度を判断できない
栄養素の過剰摂取の評価	耐容上限量	○測定された摂取量と耐容上限量から過剰摂取の可能性の有無を測定	○耐容上限量を超えて摂取している場合は耐容上限量未満になるための計画を立案 《留意点》耐容上限量を超えた摂取は避けるべきであり，それを超えて摂取していることが明らかになった場合は，問題を解決するために速やかに計画を修正，実施
生活習慣病の予防を目的とした評価	目標量	○測定された摂取量と目標量を比較．ただし，予防を目的としている生活習慣病が関連する他の栄養関連因子並びに非栄養性の関連因子の存在とその程度も測定し，これらを総合的に考慮した上で評価	○摂取量が目標量の範囲内に入ることを目的とした計画を立案 《留意点》予防を目的としている生活習慣病が関連する他の栄養関連因子並びに非栄養性の関連因子の存在と程度を明らかにし，これらを総合的に考慮した上で，対象とする栄養素の摂取量の改善の程度を判断．また，生活習慣病の特徴から考えて，長い年月にわたって実施可能な改善計画の立案と実施が望ましい

応用栄養学実習とは

妊産婦，授乳婦

新生児，乳児

幼児，学童

成　人

高齢者

アスリート

集団の食事改善を目的として食事摂取基準を活用する場合の基本的事項

目 的	用いる指標	食事摂取状況のアセスメント	食事改善の計画と実施
エネルギー摂取の過不足の評価	体重変化量 BMI	○体重変化量を測定 ○測定されたBMIの分布から，BMIが目標とするBMIの範囲を下回っている，あるいは上回っている者の割合を算出	○BMIが目標とする範囲内に留まっている者の割合を増やすことを目的として計画を立案 《留意点》一定期間をおいて2回以上の評価を行い，その結果に基づいて計画を変更し，実施
栄養素の摂取不足の評価	推定平均必要量 推奨量 目安量	○測定された摂取量の分布と推定平均必要量から，推定平均必要量を下回る者の割合を算出 ○目安量を用いる場合は，摂取量の中央値と目安量を比較し，不足していないことを確認	○推定平均必要量では，推定平均必要量を下回って摂取している者の集団内における割合をできるだけ少なくするための計画を立案 ○目安量では，摂取量の中央値が目安量付近かそれ以上であれば，その量を維持するための計画を立案 《留意点》摂取量の中央値が目安量を下回っている場合，不足状態にあるかどうかは判断できない
栄養素の過剰摂取の評価	耐容上限量	○測定された摂取量の分布と耐容上限量から，過剰摂取の可能性を有する者の割合を算出	○集団全員の摂取量が耐容上限量未満になるための計画を立案 《留意点》耐容上限量を超えた摂取は避けるべきであり，超えて摂取している者がいることが明らかになった場合は，問題を解決するために速やかに計画を修正，実施
生活習慣病の予防を目的とした評価	目標量	○測定された摂取量の分布と目標量から，目標量の範囲を逸脱する者の割合を算出する．ただし，予防を目的としている生活習慣病が関連する他の栄養関連因子並びに非栄養性の関連因子の存在と程度も測定し，これらを総合的に考慮した上で評価	○摂取量が目標量の範囲内に入る者または近づく者の割合を増やすことを目的とした計画を立案 《留意点》予防を目的としている生活習慣病が関連する他の栄養関連因子並びに非栄養性の関連因子の存在とその程度を明らかにし，これらを総合的に考慮した上で，対象とする栄養素の摂取量の改善の程度を判断．また，生活習慣病の特徴から考え，長い年月にわたって実施可能な改善計画の立案と実施が望ましい

3 献立作成の手順

アセスメント，栄養素量の設定が終わったら，献立の作成に向けて，食事区分の設定，食品群別構成の設定を行う．対象者に応じた食品構成をもとに，朝食・昼食・間食・夕食に食品を配分し，具体的な献立を作成する．食材選びには，季節感，彩り，費用などを考慮し，調理法には対象者の嗜好や生理機能，作業効率などを考慮する．

(1) 食事区分の設定

食事の区分には，朝食・昼食・間食・夕食がある．間食は主に嗜好品だが，幼児期の間食は食事の一部としての役割もある．各食事で食材のバリエーションや栄養量の配分などを考慮する．

食事の構成には，主食・主菜・副菜・汁物・デザートなどがある．主食は米，めん，パンなどのエネルギー源，主菜は肉，魚，卵，豆製品などのたんぱく源を用いたおかず，副菜は野菜や海草類などを用いたおかずである．

(2) 食品群別構成の設定

食品構成とは，食品を栄養成分が類似したものに群分けし（第1群：乳・乳製品，卵，第2群：魚介類・肉類，豆・豆製品，第3群：緑黄色野菜，淡色野菜，芋類，果物，第4群：穀類，砂糖，油脂），どの食品群をどれくらいの量摂取すれば各栄養素をバランスよく摂取できるかを示したものである．年齢・性別・身体活動レベル別食品構成を示す（**巻末資料13**）．

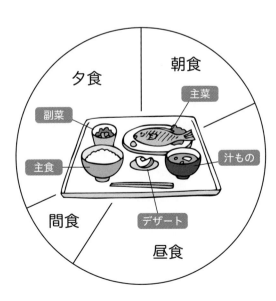

序章
応用栄養学実習とは
妊産婦，授乳婦
新生児，乳児
幼児，学童
成人
高齢者
アスリート

(3) 献立作成

① 対象者の把握

　対象者の年齢・性別・身体活動レベル・ライフスタイル・健康状態などを把握する．対象に必要な栄養量を，食事摂取基準を基に設定する．また，特に強化すべき栄養素を決定する．

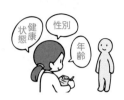

② 食品構成の設定

　栄養量を配分する食事区分を，朝食・昼食・夕食・間食などに設定する．対象者の年齢・性別・身体活動レベルに応じた食品群別構成を設定する（**巻末資料 14**）．

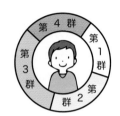

③ 食材の決定

　設定した食品構成の各食品群の中から，旬の食材（**巻末資料 15**），地産地消，価格，対象の生理的特徴，食習慣などに配慮して食材を決定する．

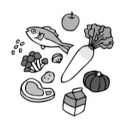

④ 献立の決定

　決定した食材を朝食・昼食・夕食・間食に配分し，具体的な献立（主食・主菜・副菜・汁物・デザートなど）を決定する．対象者の嗜好や消化吸収能力，季節感，彩り，食文化，作業効率（調理技術，調理設備，調理時間）などをふまえた料理にする．和食・洋食・中華など料理の種類に合わせた組み合わせに心がける．

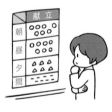

⑤ 栄養価の算定

　献立に使用した各食品の栄養価を，食品成分表（日本食品標準成分表 文部科学省）を用いて算定する（**表 0-03**）．栄養価の数値表示方法に従い最小表示の位まで表記する（**巻末資料 16**）．日本食品標準成分表は，文部科学省が，日常的な食品の可食部 100 g 当たりの成分含量を公表したものである．データは定期的に改訂され，2020 年に八訂が，2023 年に八訂増補が公開された．「調理済み食品の成分値」が示され，調理による重量や成分の変化が把握できるようになった．たんぱく質は「アミノ酸組成によるたんぱく質」（そのデータがないものは「たんぱく質」），脂質は「脂肪酸組成によるトリアシルグリセロール当量」（そのデータがないものは「脂質」），炭水化物は「利用可能炭水化物（質量

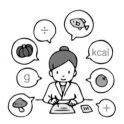

計)」あるいは「差引き法による利用可能炭水化物」のデータを用いて算出する．「炭水化物の細分化とエネルギーの算出方法の変更」として，でんぷんと糖類（利用可能炭水化物），食物繊維総量，糖アルコールを分けて表示している．さらに，利用可能炭水化物は，単糖当量，質量計，差引き法による利用可能炭水化物の3種類が収載されている（**表0-04**）．

　これらのことから，日本食品標準成分表2015年版（七訂）と2020年版（八訂）とでは，栄養計算結果が異なる場合がある．食品標準成分表を活用するさまざまな現場において，現在，七訂から八訂への移行期である．

　食品成分表は，食事摂取基準を栄養目標とし，実施献立の栄養価の適合度を評価する（**表0-06**）．献立の栄養価が目標量を満たすように，献立の修正を行う．調味料は標準的な調味パーセント（**巻末資料15**）を基本にし，炒め物や揚げ物は吸油率（**巻末資料18，19**）を考慮して設定する．

序 章

応用栄養学実習とは

妊産婦，授乳婦

新生児，乳児

幼児，学童

成 人

高齢者

アスリート

表0-03　献立の栄養計画表

区分	献立名	食品名	分量	エネルギー	たんぱく質	脂質	n-6系脂肪酸	n-3系脂肪酸	炭水化物	食物繊維	ビタミンA	ビタミンB₁	ビタミンB₂	ビタミンC	食塩相当量	カリウム	カルシウム	鉄
			g	kcal	g	g	g	g	g	g	μgRAE	mg	mg	mg	g	mg	mg	mg
朝食																		
		小計	−			%			%									
昼食																		
		小計	−			%			%									
夕食																		
		小計	−			%			%									
		合計	−			%			%									

表0-04　利用可能炭水化物

種類	算出法	利用法
単糖当量	各糖類の質量を，単糖に換算し合計した値	エネルギーの算出に用いる．
質量計	各糖類の質量を合計した値	摂取量の算出に用いる．
差引き法による利用可能炭水化物	食品100gから水分，アミノ酸組成によるたんぱく質（この収載値がない場合は，たんぱく質），脂肪酸のトリアシルグリセロール当量として表した脂質（この収載値がない場合は，脂質），食物繊維総量，有機酸，灰分，アルコールなどを差し引いた値	単糖当量と質量計の値がない食品と一部の食品について，エネルギーの算出に用いる．

表0–05 実施献立の栄養目標適合評価

栄養素	実施献立	栄養目標 （食事摂取基準）
エネルギー　　　（kcal）		
たんぱく質　　　（g）		
たんぱく質　（％エネルギー）		
脂　質　　（％エネルギー）		
n-6 系脂肪酸　　（g）		
n-3 系脂肪酸　　（g）		
炭水化物　（％エネルギー）		
食物繊維総量　　（g）		
ビタミン A　　（μgRAE）		
ビタミン B$_1$　　（mg）		
食塩相当量　　　（g）		
カリウム　　　　（mg）		
カルシウム　　　（mg）		
鉄　　　　　　　（mg）		

※エネルギー産生栄養素（PFC）比率の計算
・たんぱく質エネルギー比率（％E）
　＝［アミノ酸組成によるたんぱく質の質量（g）× 4（kcal）］／エネルギー量（kcal）× 100
・脂質エネルギー比率（％E）
　＝［脂肪酸のトリアシルグリセロール当量の質量（g）× 9（kcal）］／エネルギー量（kcal）× 100
・炭水化物エネルギー比率（％E）
　＝ 100（％）－［たんぱく質エネルギー比率（％E）＋脂質エネルギー比率（％E）］

4 調理の手順

作成した献立をもとに以下の手順で調理をする．

(1) 食材の発注

食材の発注量は，野菜の皮やへたなどのように調理の際に廃棄する部分を考慮して重量を決める．各食品の廃棄率の目安は，食品成分表（日本食品標準成分表 文部科学省）を参考にする．

廃棄率（％）＝捨てる部分の質量（g）÷食品全体の質量（g）× 100

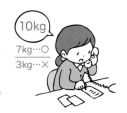

(2) 調理工程の確認

調理の下準備（切る，下味を付けるなど），調理法（焼く，煮る，揚げるなど）を確認する．対象に応じた食品の固さや大きさになるように調理法を決定する．効率よく作業ができるように，また，食するときに料理が適温になるように調理の順番を組み立てる．

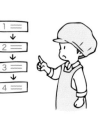

(3) 調　理

献立および作業工程の計画にそって調理する．食品の保存や調理時の温度管理，清潔な調理器具の使用など衛生面にも配慮する．

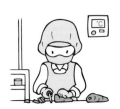

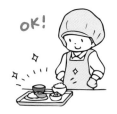

(4) 盛り付け

料理に合わせて，適切な大きさ，形，色合いの器を選択する．
彩りや食べやすさに配慮し，おいしく見えるように盛り付ける．

5 評価の方法

実習内容を振り返り，評価シート（付録の excel）にまとめプレゼンテーションを行う．
評価や考察内容をディスカッションする．

(1) 献立の評価

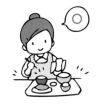

① 見た目
（彩，盛り付け，食器，量など）

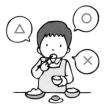

② おいしさ
（味付け，温度など）

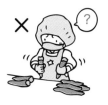

③ 作りやすさ
（作業工程，調理法など）

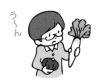

④ 食材の選択
（旬のものを使用しているか，
値段は手ごろかなど）

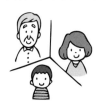

⑤ 対象にふさわしいか
（食形態，味付け，調理法など）

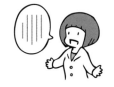

⑥ その他
（感想，改善点など）

(2) 調理工程の評価

① 調理は時間内にできたか．

② 衛生面の配慮はできたか．

③ 献立通りに調理，配膳できたか．味，食べやすさは適切であったか．

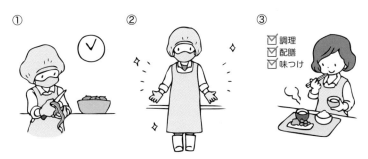

序章
応用栄養学実習とは
妊産婦，授乳婦
新生児，乳児
幼児，学童
成人
高齢者
アスリート

表 0-06　評価シート

実習年月日	〇年　　　〇月　　　〇日
対象，献立区分	妊娠後期の朝食・昼食・夕食・間食
特出すべき栄養量	妊娠後期は出産を控えた時期であることから，付加量が設定されている栄養素の中でも，特に鉄を多く摂取できる献立を作成した。
栄養価の適合度	鉄は付加量を含めた基準値を充たす献立になった。その他，付加量が設定されているエネルギー，たんぱく質，ビタミンA，B₁，B₂，C，葉酸については，大きな不足はなかった（基準値の80%以上）。
見た目	夕食は色味の暗い食材が多くなってしまった。田楽にゆずの皮を添えたり，デザートに皮付きのリンゴを付けるなどすると良かった。
おいしさ	朝食のスープは，水っぽく，あまりおいしくなかった。事前に具材を炒めることで水分を飛ばし，香ばしさを出すことで，もっとコクのあるスープができると考えられる。
作りやすさ	誰でも比較的簡単に短時間でできる料理であった。長時間キッチンに立っている必要がなく良いと思った。
食材の適正（旬のものを使用しているか値段は手ごろかなど）	スーパーで手に入りやすい食材で，値段も手ごろである。冬の食材，または1年中手に入りやすい食材である。
対象への適正（食形態，味付け，調理法など）	食塩相当量が基準値を大幅に超えてしまった。妊娠高血圧の予防のためにも，塩分を控える必要がある。昼食の中華飯は，野菜をしっかり炒めて旨味を引き出し，食塩を減らす。サラダのドレッシングにはレモン汁を加えて食塩を減らす。夕食のような和食は醤油の使用頻度が高くなるため，出汁を使用して醤油を減らす。
その他（感想，改善点など）	献立を立てただけでは，見た目，味などを十分想像できなかったため，実際に調理をし確認できてよかった。調理の仕方で味も変わるので，特に減塩については栄養指導だけでなく，調理法の指導も大切だと感じた。

第 1 章
妊産婦，授乳婦のための献立計画と調理

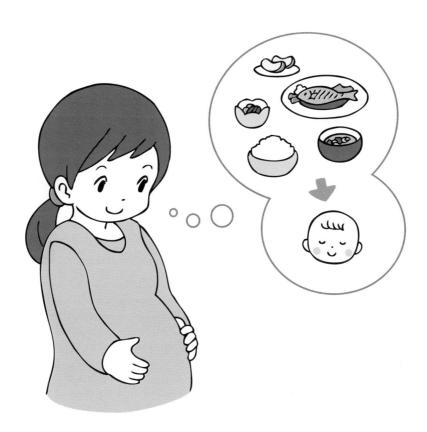

　妊産婦の栄養は，妊娠期，分娩・産褥期，授乳期の健康を維持することと，胎児や乳児の発育にも関与する二面性をもっています．妊娠の経過や出産，授乳による身体の生理的特徴に理解を深め，各期で必要な栄養を確保できる食事のとり方を重点的に学習します．

〈到達目標〉
　□ 妊娠，授乳期の生理的特徴を理解する
　□ 各期に必要な栄養量の違いがわかる
　□ 栄養量を確保できる献立が作成できる

1 妊娠期の食事計画

1 妊婦の生理的特徴

　妊娠期は妊娠期間を280日とし，一般的には妊娠前半期，妊娠後半期と2期に分割して考えるが，食事摂取基準では妊娠初期，妊娠中期，妊娠後期と3期に分割している．妊娠の成立は卵子と精子が卵管内で受精し受精卵となって子宮内膜に着床することで成立するが，妊娠期間は最終月経の初日を0日として数え満280日，妊娠40週0日を経て分娩となる．

(1) 妊娠初期（～13週6日）

　妊娠初期は，ホルモンの急激な上昇，代謝の変化などにより悪心・嘔吐といった消化器症状を主とした「つわり」が妊娠5～7週頃に出現する．妊婦の50～80％に見られ，特に早朝の空腹時に出現しやすい．しかし，その多くは一過性で妊娠12～16週頃までに自然に消失する．

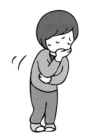

(2) 妊娠中期（14週0日～27週6日）

　妊娠中期は胎盤が完成し，母体の体調は比較的安定した時期となる．食欲の増加は過食による体重増加を招きやすく肥満につながることから，推奨される体重増加量（巻末資料20）になるよう摂取エネルギー量のコントロールに注意する．

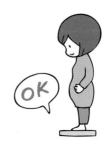

(3) 妊娠後期（28週0日～）

　妊娠後期は，胎児の発育による子宮の増大に伴って母体の胃や腸など腹部を圧迫して満腹感や胃もたれなどの症状が出現する．食欲にも変化が生じ，摂取栄養素のバランスを崩しやすい．また妊娠28週以降は体に変調が起きやすく，妊娠高血圧症候群をはじめ妊娠糖尿病，貧血症，肥満症など疾病発症に注意をはらい，過不足のない栄養を確保することが大切である．

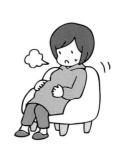

応用栄養学実習とは

第1章

妊産婦，授乳婦

新生児，乳児

幼児，学童

成人

高齢者

アスリート

2 妊娠期の献立作成の留意点

- 3度の食事と間食でエネルギー付加量を確保し，適切な体重増加に注意を払う．
- 妊婦の嗜好に応じた食物を選択し，食べやすい調理方法を取り入れる．
- 鉄の補給と造血に関与する栄養素に留意し，貧血症の予防に心がける．
- 妊娠高血圧症予防のため減塩に努める．

胎児の神経管閉塞障害（二分脊椎）発症の予防には，葉酸をはじめその他ビタミンなどを多く含む栄養バランスがとれた食事が必要となる．また，妊娠1か月以上前から妊娠3か月までの間，食事からの葉酸摂取に加えて，栄養補助食品から0.4mg/日の葉酸摂取が発症リスク低減が期待できると報告されている．胎児奇形のリスクを回避するためサプリメントなどの利用によるビタミンAの過剰摂取には注意する．

「つわり」症状による食欲不振や吐き気などがある場合は，酸味のある食物を取り入れ，手軽に食べられる形態の食事が好まれる．また，嘔吐がある場合は，脱水症予防のため水分とミネラルの補給を行う．妊娠高血圧症予防のため，塩分を多く含む食品は摂り過ぎに注意し，野菜や果物類，いも類，海藻などを取り入れてカリウムの摂取につとめる．

妊娠全期にわたり，良質なたんぱく質を十分摂り，多くの食品を用いて主食，主菜，副菜などの食事形態が整った栄養バランスのよい献立とする．香辛料や香味野菜の利用は，減塩や食欲増進などの効果が期待でき，食事に豊かさを与えることができる．料理の中に適量取り入れ，食事のバリエーションを増やすことも必要である．また，ヘム鉄を多く含む食品（魚，肉（赤身），貝類）を摂ると同時に，造血作用に効果のあるビタミン，ミネラルを組み合わせた食事にし，貧血予防に心がける．

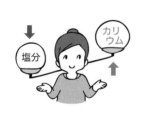

妊娠高血圧症予防

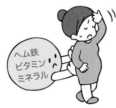

貧血予防

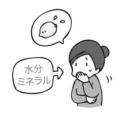

つわりと脱水症予防

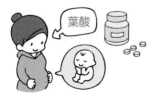

神経管閉塞障害予防

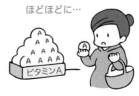

胎児奇形回避

3 妊婦，授乳婦の食事摂取基準

妊娠初期，中期，後期，授乳期それぞれに，必要なエネルギー量や各種栄養素量が設定されている．妊娠前の年齢における食事摂取基準に付加量を加える．

表1-01 妊婦，授乳婦の食事摂取基準

年齢(歳)	推定エネルギー必要量 (kcal/日)			たんぱく質 (g/日)		脂質 (%エネルギー)	n-6系脂肪酸 (g/日)	n-3系脂肪酸 (g/日)	炭水化物 (%エネルギー)	食物繊維 (g/日)
	身体活動レベル			推定平均必要量	推奨量	目標量	目安量	目安量	目標量	目標量
	I	II	III							
18～29 30～49	1,700 1,750	2,000 2,050	2,300 2,350	40	50	20～30	8	1.6	50～65	18以上
妊婦(付加量) 初期 中期 後期	+50 +250 +450	+50 +250 +450	+50 +250 +450	+0 +5 +20	+0 +5 +25	20～30	9	1.6	50～65	18以上
授乳婦(付加量)	+350	+350	+350	+15	+20	20～30	10	1.8	50～65	18以上

年齢(歳)	ビタミンA (μgRAE/日)			ビタミンD (μg/日)		ビタミンE (mg/日)		ビタミンK (μg/日)
	推定平均必要量	推奨量	耐容上限量	目安量	耐容上限量	目安量	耐容上限量	目安量
18～29 30～49	450 500	650 700	2,700	8.5	100	5.0 5.5	650 700	150
妊婦(付加量) 初期 中期 後期	+0 +0 +60	+0 +0 +80	—	8.5	—	6.5	—	150
授乳婦(付加量)	+300	+450	—	8.5	—	7.0	—	150

年齢(歳)	ビタミンB₁ (mg/日)		ビタミンB₂ (mg/日)		葉酸 (μg/日)			ビタミンC (mg/日)	
	推定平均必要量	推奨量	推定平均必要量	推奨量	推定平均必要量	推奨量	耐容上限量	推定平均必要量	推奨量
18～29 30～49	0.9	1.1	1.0	1.2	200	240	900 1,000	85	100
妊婦(付加量) 初期 中期 後期	+0.2	+0.2	+0.2	+0.3	+200	+240	—	+10	+10
授乳婦(付加量)	+0.2	+0.2	+0.5	+0.6	+80	+100	—	+40	+45

年齢(歳)	食塩相当量 (g/日)	カルシウム (mg/日)			鉄 (mg/日)		
	目標量	推定平均必要量	推奨量	耐容上限量	月経なし		耐容上限量
					推定平均必要量	推奨量	
18～29 30～49	6.5未満	550	650	2,500	5.5	6.5	40
妊婦(付加量) 初期 中期 後期	6.5未満	+0	+0	—	+2.0 +8.0 +8.0	+2.5 +9.5 +9.5	—
授乳婦(付加量)	6.5未満	+0	+0	—	+2.0	+2.5	

応用栄養学実習とは

第1章

妊産婦，授乳婦

新生児，乳児

幼児，学童

成人

高齢者

アスリート

4 妊娠期の展開献立例

　妊娠の経過に合わせて必要な栄養量を付加することが必要である．とくに，エネルギー，たんぱく質，ビタミンB群およびC，葉酸，鉄の必要量に合わせて追加メニューを取り入れる工夫が大切である．妊娠各期に対応した献立作成をするため，給食運営の効率化を考慮した展開献立がよい．

表1-02　18～19歳，身体活動レベルⅠ，妊娠期の展開献立例

妊娠初期

区分	献立名	食品名	1人当数量(g)	備考
朝食	レーズンロール	ぶどうパン	70	
	あさりと小松菜の卵とじ	あさり 缶詰 水煮 鶏卵 こまつな こしょう 調合油	15 50 50 0.02 3	
	フルーツヨーグルト	いちご ヨーグルト全脂無糖	45 100	
	ハーブティー	ルイボスティー	150	
間食				
昼食	ミートスパゲッティ	スパゲッティ 乾 しょうが にんにく 牛ひき肉 豚ひき肉 鶏レバー にんじん たまねぎ セロリ マッシュルーム トマト缶 オリーブ油 食塩 こしょう ナツメグ パルメザンチーズ	100 5 3 35 35 10 15 20 15 15 70 5 0.8 0.02 0.5 3	
	野菜サラダ	ミニトマト ブロッコリー レタス オリーブ油 穀物酢 上白糖 食塩 こしょう	60 50 40 3 12 2 0.4 0.02	
	フルーツ	オレンジ	40	
間食				
夕食	ごはん	ごはん	170	
	鮭の南蛮漬け	鮭 食塩 普通酒 片栗粉 調合油 たまねぎ きゅうり 上白糖 普通酒 みりん うすくちしょうゆ 穀物酢 レモン	80 0.4 3 9 6 50 20 4 10 4 6 13 3	
	ひじきの煮物	ひじき 乾 にんじん 油揚げ こいくちしょうゆ 上白糖 みりん 冷凍えだまめ だし汁	8 15 5 3 3 2.5 30	
	大根とわかめの和え物	大根 生 わかめ 上白糖 うすくちしょうゆ いりごま	30 20 1.5 2 1	
	フルーツ	キウイフルーツ	40	

妊娠中期

区分	献立名	食品名	1人当数量(g)	備考
朝食	レーズンロール	左記に同じ		
	あさりと小松菜の卵とじ	左記に同じ		
	フルーツ	いちご	45	
	ハーブティー	左記に同じ		
間食				
昼食	ミートスパゲッティ	スパゲッティ 乾 しょうが にんにく 牛ひき肉 豚ひき肉 鶏レバー にんじん たまねぎ セロリ マッシュルーム トマト缶 オリーブ油 食塩 こしょう ナツメグ パルメザンチーズ	100 5 3 35 35 10 15 20 15 15 70 5 0.8 0.02 0.5 0	
	野菜サラダ	左記に同じ		
	フルーツ	左記に同じ		
間食	【追加】鬼まんじゅう	さつまいも 上白糖 薄力粉 白玉粉	80 12 18 4	
	牛乳	低脂肪牛乳	150	
夕食	ごはん	左記に同じ		
	鮭の南蛮漬け	左記に同じ		
	ひじきの煮物	左記に同じ		
	大根とわかめの和え物	左記に同じ		
	フルーツ	左記に同じ		

妊娠後期

区分	献立名	食品名	1人当数量(g)	備考
朝食	レーズンロール	左記に同じ		
	あさりと小松菜の卵とじ	左記に同じ		
	フルーツ	いちご	45	
	ハーブティー	左記に同じ		
間食	クラッカークリームチーズ	クラッカー クリームチーズ くるみ いちごジャム	12 15 3 5	
昼食	ミートスパゲッティ	左記に同じ		
	野菜サラダ	左記に同じ		
	フルーツ	左記に同じ		
間食	鬼まんじゅう	左記に同じ		
	牛乳	左記に同じ		
夕食	ごはん	左記に同じ		
	鮭の南蛮漬け	左記に同じ		
	ひじきの煮物	左記に同じ		
	大根とわかめの和え物	左記に同じ		
	フルーツ	左記に同じ		

表1-03 妊娠期展開献立例の栄養目標適合評価

	妊娠初期		妊娠中期		妊娠後期	
	実施献立	栄養目標 (食事摂取基準)	実施献立	栄養目標 (食事摂取基準)	実施献立	栄養目標 (食事摂取基準)
エネルギー (kcal)	1,703	1,750	1,923	1,950	2,075	2,150
たんぱく質 (g)	69.7	50	72.5	60	75.4	75
たんぱく質 (%エネルギー)	16.4	13〜20	15.1	13〜20	14.5	15〜20
脂肪 (%エネルギー)	25.5	20〜30	21.7	20〜30	24.7	20〜30
n-6系脂肪酸 (g)	7.6	9	7.8	8	10.2	8
n-3系脂肪酸 (g)	2.0	1.6	2.0	1.6	2.5	1.6
炭水化物 (%エネルギー)	58.1	50〜65	63.2	50〜65	60.8	50〜65
食物繊維総量 (g)	25.2	18以上	28.7	18以上	29.4	18以上
ビタミンA (μgRAE)	2,087	650	2,069	650	2,107	730
ビタミンD (μg)	27.7	8.5	27.7	8.5	27.8	8.5
ビタミンE (mg)	10.4	6.5	11.5	6.5	13.2	6.5
ビタミンK (μg)	379	150	378	150	389	150
ビタミンB$_1$ (mg)	1.17	1.3	1.29	1.3	1.31	1.3
ビタミンB$_2$ (mg)	1.37	1.5	1.50	1.5	1.56	1.5
葉酸 (g)	557	480	591	480	605	480
ビタミンC (mg)	201	110	216	110	217	110
食塩相当量 (g)	5.6	6.5未満	5.7	6.5未満	6.0	6.5未満
カルシウム (mg)	604	650	676	650	714	650
鉄 (mg)	14.6	9.0	15.3	16.0	15.5	16.0

＊ビタミンA摂取量(レチノール相当量)の耐容上限量は2,700μgRAE

5 妊娠期の実習

(1) 妊娠初期,中期,後期の1日の献立を作成する(付録excel).

① 献立記入シート

② 栄養計算シート

③ 栄養目標充足評価シート

(2) 作成した献立を調理し試食する.

(3) 献立および調理の評価を行う(付録excel).

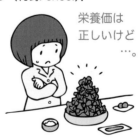

栄養価は
正しいけど
…。

① 見た目

② おいしさ

③ 作りやすさ

④ 食材の選択 (旬のものを使用しているか,値段は手ごろかなど)

⑤ 対象にふさわしいか (食形態,味付け,調理法など)

⑥ その他 (感想,改善点など)

応用栄養学実習とは

第1章

妊産婦，授乳婦

新生児，乳児

幼児，学童

成人

高齢者

アスリート

2 妊娠高血圧症候群の食事計画

1 妊娠高血圧症候群の生理的特徴

　妊娠高血圧症候群は，「妊娠20週以降，分娩12週まで高血圧がみられる場合，または高血圧にたんぱく尿を伴う場合のいずれかで，かつこれらの症候が妊娠の偶発合併によらないもの」と定義される．妊産婦死亡原因の上位を占め母子ともに致命的状態に陥る疾患であるため，体重増加や脂肪の摂り過ぎに注意し，安静を保ちストレスの軽減に心がけた生活が重要である．

表1-04　妊娠高血圧症候群の栄養管理指針

生活指導		・安静 ・ストレスを避ける 予防には軽度の運動，規則正しい生活がすすめられる
栄養指導 （食事指導）	1）エネルギー摂取 （総カロリー）	・非妊時 BMI24 以下の妊婦 　　理想体重（kg）× 30kcal ＋ 200kcal/ 日 ・非妊時 BMI24 以上の妊婦 　　理想体重（kg）× 30kcal/ 日 予防には妊娠中の適切な体重増加がすすめられる
	2）たんぱく質摂取量	・理想体重× 1.0g/ 日 予防には理想体重× 1.2 〜 1.4g/ 日が望ましい
	3）塩分摂取	・7 〜 8g/ 日に制限する （極端な塩分制限はすすめられない） 予防には 10g/ 日がすすめられる
	4）水分摂取	・1 日尿量 500mL 以下や肺水腫では前日尿量に 500mL を加える程度に制限するが，それ以外は制限しない． ・口渇を感じない程度の摂取が望ましい
	5）動物性脂肪と糖質は制限し，高ビタミン食とすることが望ましい	予防に食事摂取カルシウム（1 日 900mg）に加え，1 〜 2g/ 日のカルシウム摂取が有効との報告もある．また海藻中のカリウムや魚油，肝油（不飽和脂肪酸），マグネシウムを多く含む食品に高血圧予防効果があるとの報告もある

注）重症，軽症とも基本的には同じ指導で差し支えない．混合型ではその基礎疾患の病態に応じた内容に変更することがすすめられる．
（日本産科婦人科学会，妊娠中毒症の生活指導および栄養管理指針（1998）より一部改変）

② 妊娠高血圧症候群の献立作成の留意点

　エネルギーの過剰に注意し，栄養バランスのとれた献立とする．良質なたんぱく質を摂るため，魚，肉，卵，大豆，乳による動物性たんぱく質を適切に摂る．脂肪は不飽和脂肪酸を多く含む植物性油脂と魚油（魚介類）とする．塩分を控え，薄味でもおいしく食べる工夫をする．尿量が減少する場合は水分摂取量を控える．刺激の強い食品は控える（唐辛子，わさび，こしょうなど）．野菜類や果物類などを積極的に摂る．

減塩の工夫
① 新鮮な材料を選択し食品本来の味を生かし，味つけは薄味にする．
② だしのうま味を利用する．
③ 味をつける場合は，重点的に調理する．
④ 食べるときに調味料を使用する場合，小皿につけながら食べる．
⑤ レモン，ゆず，すだちなど酸味を利用する．
⑥ 香味野菜，ハーブ類，種実類，海藻類，きのこ類の風味を利用した味つけにする．
⑦ 焼き物による焦げ味で減塩効果をあげる．
⑧ 揚げ物，炒め物による油脂の風味を利用する．
⑨ めん類は具だくさんにし，汁は飲まない．
⑩ 塩分を多く含む食品を知り，重ねて摂らないようにする（表1-05）．
⑪ 必要に応じて減塩しょうゆ，減塩みそなどを上手に利用する．

表1-05　食品中に含まれる食塩相当量

食品名	目安量 概量	目安量 重量(g)	食塩相当量(g)	食品名	目安量 概量	目安量 重量(g)	食塩相当量(g)
そうめん（乾めん）	1人前	100	3.8	あじの開き干し	1枚	45	0.8
たらこ（めんたいこ）	1腹	45	2.5	いわしみりん干し	1枚	30	0.8
梅干し	中1粒	10	2.2	蒸しかまぼこ	2切れ	30	0.8
焼きちくわ	大1本	90	1.9	昆布の佃煮	大さじ1杯	10	0.7
はんぺん	1枚	100	1.5	あさりの佃煮	大さじ1杯	10	0.7
さつま揚げ	1枚	75	1.4	白菜漬け	小皿軽く1杯	20	0.5
さきいか	小1袋	20	1.4	ロースハム	1枚	20	0.5
いかの塩辛	大さじ1杯	18	1.2	フランスパン	厚さ3cm	25	0.4
たくあん	2切れ	20	0.9	しらす干し（微乾燥）	大さじ1杯	10	0.4
食パン	6枚切り	60	0.8	ウインナーソーセージ	1本	15	0.3
うどん（ゆで）	1玉	250	0.8	プロセスチーズ	1個	12	0.3
きゅうりしょうゆ漬け	小皿軽く1杯	20	0.8	甘辛せんべい	1枚	15	0.2
しば漬け	小皿軽く1杯	20	0.8	ポテトチップス	約10枚	15	0.2

（日本標準食品成分表2017年版（七訂））

応用栄養学実習とは

第1章

妊産婦，授乳婦

新生児，乳児

幼児，学童

成人

高齢者

アスリート

表1-06　調味料の食塩相当量

食品名	食塩1gに相当する重量	食品名	食塩1gに相当する重量
薄口しょうゆ	6.3	赤色辛みそ	7.7
濃口しょうゆ	6.9	淡色辛みそ	8.1
白しょうゆ	7.0	豆みそ	9.2
減塩しょうゆ	12.0	甘みそ	16.4
ウスターソース	11.8	ケチャップ	32.3
中濃ソース	17.2	マヨネーズ（卵黄型）	50.0

（日本標準食品成分表2017年版（七訂））

3 病院給食における妊娠高血圧症候群の栄養管理

　病院等医療機関で提供する治療食の中で，妊娠高血圧症候群に適した食事は特別治療食として分類される．栄養成分別コントロールによる栄養管理では「塩分コントロール食」が適用され，エネルギーや塩分などの調整が必要とされる治療食である．この場合，塩分摂取は1日6g未満が基準量であり適切な栄養管理が求められる．

表1-07　栄養基準量・食品構成表例

特別治療食（塩分コントロール食）			I	II	III
栄養基準量	エネルギー（kcal）		1,600	1,900	2,000
	たんぱく質（g）		70	75	85
	脂質（g）		45	45	60
	炭水化物（g）		230	290	280
	塩分（g）		6g未満	6g未満	6g未満
食品構成（g）	穀類	米	450	600	600
		その他	10	10	10
	豆類	みそ	6	6	6
		大豆製品	50	50	50
	魚介類		80	120	120
	肉類		90	90	90
	卵類		50	50	50
	乳類		200	300	400
	野菜類	緑黄色	120	120	120
		その他	230	230	230
	いも類		50	50	50
	果物類		100	100	100
	海藻類		2	2	2
	油脂類		15	15	15
	砂糖類		8	8	8

（日本栄養士会編「管理栄養士必携（2014）」第一出版より一部改変）

3　授乳期 (分娩・産褥期を含む) の食事計画

1 授乳婦の生理的特徴

　分娩後6～8週までの期間は産褥期といわれ，母体が妊娠前の状態に戻るまでの重要な期間となる．消化管に負担が少ない食事とし，水分補給に心がける．また，妊娠中に増加した体重は，分娩後6か月程度でもどすことが望まれる．授乳期は，母体の回復を促し十分な母乳の分泌を促すため，適切な栄養量の確保が大切である．

2 授乳期の献立作成の留意点

- 母体の回復を促し乳汁分泌に必要な栄養を確保する．
- 水分を補給できる食事にする．
- いろいろな食品を組み合わせてバランスのよい食事とする．

　産後の疲労回復には良質なたんぱく質と適切なエネルギー量の食事を基本とし，野菜や果物でビタミンやミネラルの補給に心がける．母乳分泌によるエネルギー付加量を確保するため，3度の食事の他に間食を取り入れる．また，母乳中に含まれる成分（**巻末資料11**）の88％は水分であり，乳児の哺乳量（**巻末資料23**）が増すにつれ，牛乳やヨーグルトなどの乳製品や，スープ，果汁などにより水分を十分補給する．脂質は，脂肪エネルギー比20～30％で調整し，とりわけn-3系脂肪酸（α-リノレン酸やドコサヘキサエン酸）が多く含まれる植物油や魚類を適切に摂る．便秘予防のため食物繊維を多く含む食品を選択する．

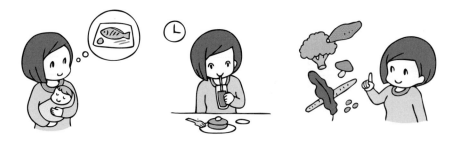

3 授乳期の食事摂取基準

　妊娠期参照．

応用栄養学実習とは

第1章

妊産婦，授乳婦

新生児，乳児

幼児，学童

成人

高齢者

アスリート

4 授乳期の献立例

表1-08 18〜19歳，身体活動レベルⅠ，授乳期の献立例

区分	献立名	食品名	1人当数量 (g)	備考
朝食	ごはん	精白米	90	
	厚揚げの煮物	厚揚げ	60	
		かぶ	40	
		かぶの葉	20	
		だし汁	40	
		しょうゆ	4	
		砂糖	3	
	即席漬け	白菜	40	
		刻み昆布	0.5	
		塩	0.2	
		レモン汁	1	
	あさり汁	あさり	25	
		みつば	2	
		だし汁	120	
		赤みそ	5	
	フルーツ	バナナ	100	
間食	ココア	牛乳	150	
		ミルクココア	10	
昼食	つけ麺	うどん（ゆで）	220	
		豚もも肉, 脂身なし, 生	40	
		卵	25	
		なす	30	
		調合油	3	
		生しいたけ	15	
		グリーンアスパラ	20	
		トマト	20	
		万能ねぎ	3	
		しょうが	1	
		みょうが	5	
		花かつお	0.1	
		めんつゆ(3倍濃縮)	10	
		かつおだし	25	
	じゃがいものくず煮	じゃがいも	50	
		油揚げ	3	
		さやいんげん	10	
		だし汁	40	
		しょうゆ	3	
		砂糖	2	
		片栗粉	1	
	フルーツ	柿	80	

区分	献立名	食品名	1人当数量 (g)	備考
間食	りんごのパンプディング	りんご	40	
		砂糖	1.5	
		レモン汁	1	
		食パン	10	
		牛乳	50	
		卵	15	
		砂糖	4	
		バニラエッセンス	適量	
		有塩バター	3	
		シナモン	0.01	
	野菜ジュース	にんじんジュース	150	
夕食	ビビンバ	精白米	90	
		牛もも肉	40	
		調合油	1	
		しょうゆ	2	
		みりん	3	
		ほうれん草	40	
		ごま油	1	
		塩	0.1	
		すりごま	1	
		にんじん	30	
		ごま油	1	
		塩	0.1	
		すりごま	1	
		大豆もやし	60	
		ごま油	2	
		しょうゆ	2	
		乾きくらげ	4	
		ごま油	1	
		塩	0.2	
		すりごま	1	
		白菜キムチ	10	
		韓国のり（味付けのり）	0.5	
	炒り煮	するめいか, 生	25	
		大根	30	
		板こんにゃく	20	
		調合油	1	
		しょうゆ	3	
		砂糖	2	
		酒	1	
		だし汁	30	
		さやえんどう	10	
	酢の物	きゅうり	30	
		みかん缶詰	15	
		酢	4	
		砂糖	2	

献立のポイント

朝 食

煮物に使用したかぶは，葉と一緒に調理することでビタミン，ミネラルの補給に役立つ．

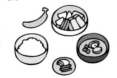

昼 食

めん料理は具だくさんにして，栄養バランスが整えられる献立に工夫できる．つけ汁を残すことで減塩になる．

間 食

授乳時に必要なエネルギーと栄養素の補給を可能にし，離乳食にも応用できる料理にすることで，食事準備の負担を考慮した．

夕 食

丼もの料理の場合は，副菜を2品にすることで野菜類の摂取に役立つ．塩分を摂り過ぎないために，酸味を利用したおかずにするとよい．

表1-09　授乳期献立例の栄養目標適合評価

	実施献立	栄養目標 （食事摂取基準）
エネルギー（kcal）	1,997	2,050
たんぱく質（g）	75.6	70
たんぱく質（%エネルギー）	15.1	15 ～ 20
脂肪（%エネルギー）	21.0	20 ～ 30
n-6 系脂肪酸（g）	11.1	10
n-3 系脂肪酸（g）	1.3	1.8
炭水化物（%エネルギー）	63.9	50 ～ 65
食物繊維総量（g）	25.9	18 以上
ビタミン A（µgRAE）	1,210	1100
ビタミン D（µg）	19.1	8.5
ビタミン E（mg）	7.1	7.0
ビタミン K（µg）	323	150
ビタミン B$_1$（mg）	1.32	1.3
ビタミン B$_2$（mg）	1.40	1.8
葉 酸（g）	495	340
ビタミン C（mg）	177	145
食塩相当量（g）	6.6	6.5 未満
カルシウム（mg）	737	650
鉄（mg）	13.2	9.0

5 授乳期の実習

（1）授乳期（18 ～ 29 歳，身体活動レベル I ）の 1 日の献立を作成する（付録 excel）.

① 献立記入シート

② 栄養計算シート

③ 栄養目標充足評価シート

（2）作成した献立を調理し試食する.

（3）献立および調理の評価を行う（付録 excel）.

① 見た目

② おいしさ

③ 作りやすさ

④ 食材の選択（旬のものを使用しているか，値段は手ごろかなど）

⑤ 対象にふさわしいか（食形態，味付け，調理法など）

⑥ その他（感想，改善点など）

第2章
新生児，乳児のための献立計画と調理

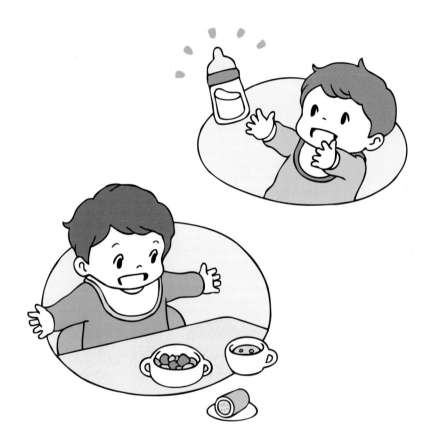

　新生児期，乳児期は成長が著しく，身体の維持のみならず，成長に必要な栄養素を供給しなくてはなりません．食事の形態は，母乳，人工乳（ミルク）といった液体状のものから固形物へ移行します．この章では，生まれた直後から離乳食が完了するまでの献立作成方法を学びます．

〈到達目標〉
　　□ 母乳とミルク（人工乳）の違いについて，理解できる
　　□ ミルク（人工乳）を調乳することができる
　　□ 発育に応じた離乳食の献立が計画できる

1 新生児期の食事計画

1 新生児の生理的特徴

　新生児期とは，出生直後から生後28日（4週）目までを指す．成長が著しいときであり，2〜3時間ごとに母乳またはミルク（人工乳）を飲ませる．1日に体重1kg当たり120kcalのエネルギーが必要である．母乳の場合，哺乳量は体重の増加によって確認する．生後1か月間は，1日約30gずつ増加し，1か月で約1kgの体重増加が認められれば良好とされるが，個人差がある．ミルク（人工乳）は各社から市販されており，母乳に近づけるよう工夫がなされている．母乳に唯一足りないとされている栄養素がビタミンKであり，ほとんどの場合出生した病院においてシロップにて補給される．

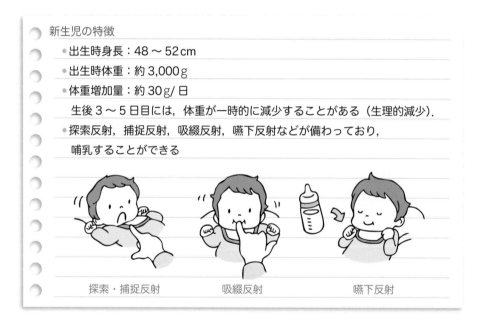

新生児の特徴
- 出生時身長：48〜52cm
- 出生時体重：約3,000g
- 体重増加量：約30g/日
　生後3〜5日目には，体重が一時的に減少することがある（生理的減少）．
- 探索反射，捕捉反射，吸綴反射，嚥下反射などが備わっており，哺乳することができる

探索・捕捉反射　　　吸綴反射　　　嚥下反射

2 新生児期の留意点

（1）母乳とミルク（人工乳）の違い

　初乳と呼ばれる出産後1週間の母乳には，栄養素や免疫成分がたくさん含まれていて，ミルク（人工乳）はかなわないが，その後の成熟乳と比較すると，ミルク（人工乳）は各社ともに工夫を凝らしており，栄養価に大差ないといってよい．母乳の成分は，月齢によって最適な栄養価になるよう若干変化することが知られている．

(2) ミルク（人工乳）の種類

① 低出生体重児用粉乳

低体重で生まれた新生児用のミルク（人工乳）である．赤ちゃんになるべく負担をかけずに必要な栄養が補えるよう調製されている．

② 育児用ミルク

0〜9か月の月齢頃まで与えるミルクであり，各社から市販されている．月齢によって，飲ませる分量を変えていく．調乳が必要な粉タイプと，調乳せずに与えることができる液体ミルクといわれる調整液状乳がある．

③ フォローアップミルク

離乳後期になっても離乳食が順調に進まず鉄欠乏のリスクが高い場合や，体重増加が見られない場合に限り，必要に応じて使用する．

離乳が順調に進み，適切な体重増加が確認できる児には使用する必要はない．

④ 牛乳アレルギー児用代替ミルク

牛乳たんぱく質に対するアレルギーをもつ乳児には，育児用ミルクを与えることができない．その代替品として牛乳アレルギー児用代替ミルクを用いる．

表2-01 母乳，牛乳，調製粉乳の栄養成分の違い

栄養成分	母 乳	牛 乳	調製粉乳
エネルギー （kcal）	61	61	66
たんぱく質 （g）	0.8	3.0	1.4
脂 質 （g）	3.6	3.5	3.4
糖 質 （g）	6.7	4.7	7.0
カルシウム （mg）	27	110	48
リ ン （mg）	14	93	29
ナトリウム （mg）	15	41	18
カリウム （mg）	48	150	65
マグネシウム （mg）	3	10	5.2
鉄 （mg）	0.04	0.02	0.85
ビタミン B$_1$ （mg）	0.01	0.04	0.05
ビタミン C （mg）	5	1	6.9

調製粉乳：八訂食品成分表　調製粉乳の数値に0.13を乗じて算出した（100mL 当たりのできあがり成分記載）

応用栄養学実習とは

妊産婦，授乳婦

第2章

新生児，乳児

幼児，学童

成人

高齢者

アスリート

3 粉ミルク (人工乳)の調乳

(1) 調乳の注意点

　新生児期は，免疫機能が充分でないため，消毒をした器具を用い，調乳に使用する湯は必ず一度沸騰したものを用いる．また，粉ミルクの分量はメーカーの指示通りの規定量を守り，勝手に量を変更してはいけない．調乳時のミルクの温度は，熱すぎても冷めすぎても飲んでくれないため，注意が必要である．

(2) 準備する物

　粉ミルク，哺乳瓶，乳首，消毒用ハサミ，鍋もしくは薬液消毒一式，やかん，洗浄用ブラシなど

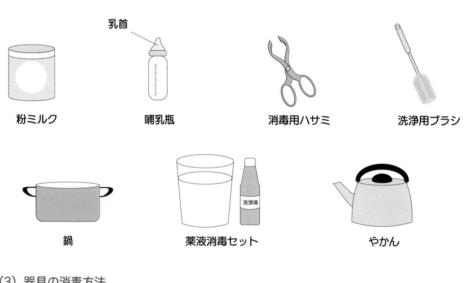

乳首

粉ミルク　　　　哺乳瓶　　　　消毒用ハサミ　　　洗浄用ブラシ

鍋　　　　薬液消毒セット　　　やかん

(3) 器具の消毒方法

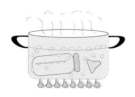 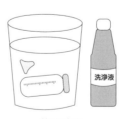 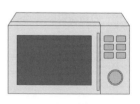

煮沸消毒

鍋に哺乳瓶がかぶる量の水を入れ，火にかける．沸騰後，約10分間（乳首は3分間）煮沸する．

薬液消毒

規定の濃度に調整した薬液に，規定時間，哺乳瓶・乳首を浸漬する．

電子レンジによる消毒

市販のケース（パック）に哺乳瓶と水を入れ，規定のワット数で規定時間，加熱する．

(4) 調乳方法

1.

消毒した哺乳瓶に，添付の
スプーンで必要量のミルク
をすり切って入れる.

2.

70℃以上のお湯をできあがり
の量の約2/3入れる.
（粉ミルクの種類によっては，
　　お湯→ミルク→お湯
のサンドイッチ形式の場合も
ある.

3.

乳首を触らないよう注意しな
がら哺乳瓶に取り付け，「の」
の字を書くように軽く振って
ミルクを溶かす.

4.

できあがりの量の目盛まで，
再びお湯を注ぐ.
（泡が立った場合，泡の下
で目盛に合わせる）

5.

もう一度，軽く混ぜ合わせる.

6.

流水を哺乳瓶にあてる．もし
くはボールに入れた水にしば
らく浸けるなどの方法で，ミ
ルクをやや熱く感じる程度
（40〜42℃）まで冷ます.

7.

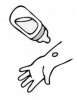

手首の内側にミルクをたらし，
温度を確認する.

つけない
手洗い，哺乳および調
乳器具の洗浄と滅菌

増やさない
長時間放置しない
2時間以内に廃棄をすべき

やっつける
70℃以上で調乳する

4 液体ミルク（調整液状乳）の与え方

　よく振ったあと，缶やパックから哺乳瓶に移しかえて与える．あたためる場合は湯せん
で行い，直火・電子レンジは使用しない.

応用栄養学実習とは

妊産婦，授乳婦

第2章

新生児，乳児

幼児，学童

成人

高齢者

アスリート

29

5 新生児期，乳児期の食事摂取基準

新生児期，乳児期の食事摂取基準を**表 2-02** に示す．母乳の場合，授乳前後の体重増加により哺乳量を確認することが必要である．また，成長曲線の発育スピードを考慮し，適正な体重増加が得られているか確認することで母乳不足による体重増加不良を未然に防ぐことができる．血液が凝固するのに必要なビタミン K が不足すると，頭蓋内出血を引き起こすことがあるため，母乳保育児は注意が必要である．ビタミン B_1 は，母乳中の濃度より基準哺乳量を乗じて算出してある．母乳と人工乳（ミルク）のカルシウム組成はほぼ似た組成になっているが，吸収率は，母乳が約 60% なのに対し，人工乳（ミルク）は約 27 〜 42% と低い報告があるため，注意が必要である．

表 2-02　新生児期，乳児期の食事摂取基準

月齢（月）	推定エネルギー必要量（kcal/日）		たんぱく質（g/日）	脂 質（% エネルギー）
	男児	女児	目安量	目安量
0〜5	550	500	10	50
6〜8	650	600	15	40
9〜11	700	650	25	40

月齢（月）	ビタミン A（μgRAE/日）		ビタミン D（μg/日）		ビタミン E（mg/日）	ビタミン K（μg/日）
	目安量	耐容上限量	目安量	耐容上限量	目安量	目安量
0〜5	300				3.0	4
6〜8	400	600	5.0	25	4.0	7
9〜11	400				4.0	7

月齢（月）	ビタミン B_1（mg/日）	ビタミン B_2（mg/日）	ビタミン C（mg/日）
	推奨量	推奨量	推奨量
0〜5	0.1	0.3	
6〜8	0.2	0.4	40
9〜11	0.2	0.4	

月齢（月）	カルシウム（mg/日）		鉄（mg/日）				マグネシウム（mg/日）	亜鉛（mg/日）
	目標量	目安量	推定平均必要量		推奨量		目安量	目安量
			男児	女児	男児	女児		
0〜5	200	0.5	—	—	—	—	20	2
6〜8	250	—	3.5	3.5	5.0	4.5	60	3
9〜11	250	—	3.5	3.5	5.0	4.5	60	3

6 新生児期の実習

(1) 各種ミルク（育児用，フォローアップ，牛乳アレルギー児用代替ミルク）を調乳する．

(2) 調乳したミルクを試飲する．

(3) 評価を行う（付録 excel）．

① 成分の特徴

② 味

③ その他（感想，改善点など）

応用栄養学実習とは

妊産婦，授乳婦

第2章

新生児，乳児

幼児，学童

成人

高齢者

アスリート

2 乳児期の食事計画

1 乳児の生理的特徴

　乳児期は，成長が著しく，生後1年間で，身長は約1.5倍の約75cmに，体重は約3倍の約9kgになる．1日当たりの体重増加量を測定し，哺乳量が充分であるかの目安とする．免疫力もまだ弱く，咀嚼能力，消化・吸収力も未熟であるため，どのような食品をどのような形態で与えるかを考慮する必要がある．

　離乳開始時期である5～6か月頃では口に入った食べ物を飲み込むだけであるが，7か月前後には，徐々に上あごと舌により食物をつぶしていくことを覚え，9か月頃になると歯茎で噛むことができるようになる．さらに，12か月頃になると自分で食べ物を認識し，口に運び噛み切って食べることができるようになる．一般的には，12～18か月で離乳が完了する．初めは，1日1回スプーン1さじから開始し，月齢とともに食材，量ともに増やしていく．いずれの期においても，離乳食を食べた後，母乳，ミルク（人工乳）を飲ませる．

2 乳児期の献立作成の留意点

- 5～6か月から離乳開始する．
- 月齢，状態に合わせ，徐々に離乳食の形態を固形に変化させ，回数を増やしていく（5～6か月頃　1回/日，7～8か月頃　2回/日，9～11か月頃　3回/日）．
- 約12～18か月で離乳完了させる．
- 消化の良い食材からスタートさせる．
- 満1歳になるまで，生ものおよびはちみつを利用した食品は与えない（はちみつは，乳児ボツリヌス症により，最悪の場合死に至ることもある）．

　離乳開始期において，調味は必要はない．離乳が進むにつれ調味を行うが，薄味で素材の味を重視する．離乳食の進行状況は個人差が大きいため，以下における月齢は目安であり，それぞれのペースで進めることが大事である．

(1) 初期：生後 5 〜 6 か月

- 初めは，重湯から入り，徐々にお粥へと進行する．
- 1 日 1 回，スプーン 1 さじから始め，だんだんと量を増やす．
- 硬さはの目安は，なめらかにすりつぶした状態で与える．
- 新しい食品は，1 さじから始める．
- お粥 → 芋類 → 野菜類 → 果物類 → たんぱく質（豆腐 → 白身魚 → 赤身魚 → 肉 …）のように，順に種類を増やしていく．
- 卵は卵黄 → 全卵の順で進め，しっかり火を通したものが望ましい．
- この時期の食べ方として，口に入ったものを舌で前から後ろへ送り込み，口を閉じて飲み込むことができるようになる．

(2) 中期：生後 7 〜 8 か月

- 1 日 2 回食となる（初めはいきなり 2 回にするのではなく，1 回と 1/2 食 → 1 回と 2/3 食のように，徐々に量を増やしていく）．
- 硬さは，舌でつぶせる状態にする．
- この時期の舌，顎の動きは前後から上下運動へ移行し，口唇は左右対称に引かれるようになる．
- 食べさせ方は，平らな離乳食用スプーンを下唇にのせ，上唇が閉じるのを待つ．

(3) 後期：生後 9 〜 11 か月

- 1 日 3 回食となり，硬さは歯ぐきでつぶせるぐらいにする．
- 中期以降は鉄分が不足しやすいので，鉄分の多い食材を使用するなど工夫が必要．フォローアップミルクには鉄分が含まれているため，必要に応じて飲ませることも考慮する．
- この時期の食べ方は，舌で食べ物を歯茎の上に乗せ，歯や歯茎で潰せるようになる．口唇は左右非対称の動きとなり噛んでいる方向に依っていく動きが見られる．
- 食べさせ方は，丸み（くぼみ）のある離乳食用スプーンを使う．

(4) 完了期：生後 12 〜 18 か月

- 歯ぐきで噛める硬さにする．
- 自分で食べる自我が芽生えるため，食べやすい工夫が必要．
- いろんな味になじませる．

3 乳児期の食事摂取基準

表 2-02 参照.

4 乳児期の献立例

表 2-03　離乳食の献立例

① 離乳初期：5〜6か月

区分	献立名	食品名	1人当数量（g）	備考
6:00	母乳（ミルク）	母乳（ミルク）	200	
10:00	おかゆ	10倍かゆ	10	
	さつまいものすりつぶし	さつまいも	20	すりつぶす
	母乳（ミルク）	母乳（ミルク）	160	
14:00	母乳（ミルク）	母乳（ミルク）	200	
18:00	母乳（ミルク）	母乳（ミルク）	200	
22:00	母乳（ミルク）	母乳（ミルク）	200	

② 離乳中期：7〜8か月

区分	献立名	食品名	1人当数量（g）	備考
6:00	母乳（ミルク）	母乳（ミルク）	220	
10:00	おかゆ	7倍かゆ	60	
	スイートポテト	さつまいも ミルク バター 砂糖	40 10 3 1	
	母乳（ミルク）	母乳（ミルク）	120	
14:00	母乳（ミルク）	母乳（ミルク）	220	
18:00	けんちん風うどん	うどん 白菜 絹ごし豆腐 さといも にんじん 和風だし汁 こいくちしょうゆ	25 20 20 10 10 100 0.07	
	母乳（ミルク）	母乳（ミルク）	120	
22:00	母乳（ミルク）	母乳（ミルク）	220	

③ 離乳後期：9〜11か月

区分	献立名	食品名	1人当数量（g）	備考
6:00	母乳（フォローアップミルク）	母乳（フォローアップミルク）	200	
10:00	ふりかけかゆ	5倍かゆ ごま 桜えび	90 0.5 0.5	すりつぶす すりつぶす
	さつまいものりんご煮	さつまいも りんご 砂糖 水	40 20 2 30	
12:00	バナナ	バナナ	30	
14:00	あんかけうどん	うどん 豚肉 にんじん さやいんげん 和風だし汁 みそ 片栗粉	40 20 10 10 70 2 1	
18:00	おかゆ	5倍かゆ	90	
	筑前煮風	鶏ささみ にんじん さといも かぶ いんげん 和風だし汁 砂糖 こいくちしょうゆ	30 10 10 10 5 50 1 0.5	
	ブロッコリーのサラダ	ブロッコリー ホールコーン マヨネーズ	10 2 2	穂先
	母乳（フォローアップミルク）	母乳（フォローアップミルク）	100	
22:00	母乳（フォローアップミルク）	母乳（フォローアップミルク）	200	

④ 離乳完了期：12〜18か月

区分	献立名	食品名	1人当数量（g）	備考
朝食	フレンチトースト	食パン 牛乳 卵 砂糖 バター	40 45 25 2 2	
	コロコロ野菜サラダ	だいこん かぼちゃ ブロッコリー りんご マヨネーズ ヨーグルト 塩	10 10 10 10 3 15 0.1	
	フォローアップミルク	フォローアップミルク	100	
間食	フォローアップミルク	フォローアップミルク	200	
	ふかしいも	さつまいも	50	
昼食	スープパスタ	牛肉薄切り マカロニ パプリカ こまつな コンソメスープ	20 20 10 5 100	
間食	フォローアップミルク	フォローアップミルク	200	
	いちごヨーグルト	いちご ヨーグルト	20 50	
夕食	ごはん	軟飯	80	
	鮭のムニエル	生鮭 塩 小麦粉 バター ブロッコリー にんじん	30 0.1 1.5 2 20 20	穂先
	かにかまのスープ	かにかま たまねぎ 葉ねぎ 中華スープ 塩	20 20 2 100 0.2	

表1-04　乳児期献立例の栄養目標適合評価

① 離乳初期：5～6か月

	実施献立 （母乳）	栄養目標 （食事摂取基準）
エネルギー（kcal）	658	男児 550 女児 500
たんぱく質（g）	11	10
脂肪（％エネルギー）	46	50
ビタミンA（μgRAE）	442	300
ビタミンD（μg）	2.9	5.0
ビタミンK（μg）	10	4
ビタミンB$_1$（mg）	0.1	0.1
ビタミンB$_2$（mg）	0.3	0.3
ビタミンC（mg）	54	40
食塩相当量（g）	0.0	0.3
カルシウム（mg）	265	200
鉄（mg）	0.5	0.5

② 離乳中期：7～8か月

	実施献立 （母乳）	栄養目標 （食事摂取基準）
エネルギー（kcal）	765	男児 650 女児 600
たんぱく質（g）	13.6	15
脂肪（％エネルギー）	41	40
ビタミンA（μgRAE）	513	400
ビタミンD（μg）	3.0	5.0
ビタミンK（μg）	45	7
ビタミンB$_1$（mg）	0.2	0.2
ビタミンB$_2$（mg）	0.4	0.4
ビタミンC（mg）	62	40
食塩相当量（g）	0.3	1.5
カルシウム（mg）	289	250
鉄（mg）	0.7	男児 5.0 女児 4.5

③ 離乳後期：9～11か月

	実施献立 （母乳）	栄養目標 （食事摂取基準）
エネルギー（kcal）	701	男児 700 女児 650
たんぱく質（g）	20	25
脂肪（％エネルギー）	36	40
ビタミンA（μgRAE）	634	400
ビタミンD（μg）	1.5	5.0
ビタミンK（μg）	37	7
ビタミンB$_1$（mg）	0.2	0.2
ビタミンB$_2$（mg）	0.3	0.4
ビタミンC（mg）	59	40
食塩相当量（g）	0.7	1.5
カルシウム（mg）	202	250
鉄（mg）	1.3	男児 5.0 女児 4.5

④ 離乳完了期：12～18か月

	実施献立	栄養目標 （食事摂取基準）
エネルギー（kcal）	984	男児 950 女児 900
たんぱく質（g）	37	20
脂肪（％エネルギー）	33	20～30
炭水化物（％エネルギー）	51	50～65
ビタミンA（μgRAE）	608	400
ビタミンD（μg）	16.4	2.0
ビタミンK（μg）	94	60
ビタミンB$_1$（mg）	0.7	0.5
ビタミンB$_2$（mg）	1.1	男児 0.6 女児 0.5
ビタミンC（mg）	131	35
食塩相当量（g）	2.3	男児 3.0 未満 女児 3.5 未満
カルシウム（mg）	477	男児 450 女児 400
鉄（mg）	6.4	4.5

5 ベビーフードについて

　ベビーフードの売り上げは年々上昇傾向であり，女性の就業率上昇を背景にニーズが高くなっている．ベビーフードのメリット・デメリットとともに，離乳食として取り入れる際の留意点を理解しましょう．

表1-05　ベビーフードのメリットとデメリット

メリット	デメリット
・塩分，固さが配慮されている ・安全性が高い ・簡単で便利 ・種類が豊富（主食〜デザートまで およそ 500種類以上） ・少量の使用が可能	・費用がかかる ・量や好みが合わない場合もある ・味が濃い ・煮込み料理が多い ・ベビーフードだけでは必要栄養量を満たせない

（日本ベビーフード協議会自主規格第Ⅴ版「ベビーフード指針報告書」厚生労働省）

表1-06　ベビーフードを利用するときの留意点

◆ **子どもの月齢や固さのあったものを選び，与える前には一口食べて確認を.**
子どもに与える前に一口食べてみて，味や固さを確認するとともに，温めて与える場合には熱すぎないように温度を確かめる．子どもの食べ方をみて，固さなどが適切かを確認.

◆ **離乳食を手づくりする際の参考に.**
ベビーフードの食材の大きさ，固さ，とろみ，味付けなどが，離乳食を手づくりする際の参考に.

◆ **用途にあわせて上手に選択を.**
そのまま主食やおかずとして与えられるもの，調理しにくい素材を下ごしらえしたもの，家庭で準備した食材を味つけするための調味ソースなど，用途にあわせて種類も多様．外出や旅行のとき，時間のないとき，メニューを一品増やす，メニューに変化をつけるときなど，用途に応じて選択する．不足しがちな鉄分の補給源として，レバーなどを取り入れた製品の利用も可能.

◆ **料理や原材料が偏らないように.**
離乳が進み，2回食になったら，ごはんやめん類などの「主食」，野菜を使った「副菜」と果物，たんぱく質性食品の入った「主菜」が揃う食事内容にする．ベビーフードを利用するに当たっては，品名や原材料を確認して，主食を主とした製品を使う場合には，野菜やたんぱく質性食品の入ったおかずや，果物を添えるなどの工夫を.

◆ **開封後の保存には注意して.食べ残しや作りおきは与えない.**
乾燥品は，開封後の吸湿性が高いため使い切りタイプの小袋になっているものが多い．瓶詰やレトルト製品は，開封後はすぐに与える．与える前に別の器に移して冷凍または冷蔵で保存することもできる．食品表示をよく読んで適切な使用を．衛生面の観点から，食べ残しやつくりおきは与えない.

（授乳・離乳の支援ガイド 2019）

応用栄養学実習とは

妊産婦，授乳婦

第2章

新生児，乳児

幼児，学童

成人

高齢者

アスリート

6 乳児期の実習

（1）離乳初期，中期，後期，完了期の献立を作成する（付録 excel）．

　※ それぞれの段階の違いを確認しよう

① 献立記入シート

② 栄養計算シート

③ 栄養目標充足評価シート

（2）作成した献立を調理し試食する．

（3）献立および調理の評価を行う（付録 excel）．

① 見た目

② おいしさ

③ 作りやすさ

（4）市販のベビーフード，各期ごとに準備し，試食する．

　※ 手作りの場合との値段，塩加減，固さなどを比較してみよう．

第3章
幼児，学童のための献立計画と調理

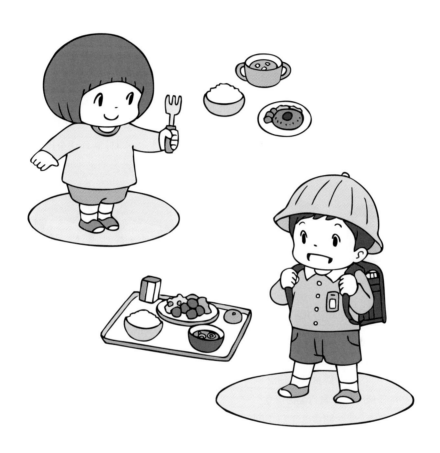

　幼児期から学童期にかけて，身体は形態的，機能的に発育し，完成に向かっていきます．この頃身に付けた生活習慣は生涯の健康の維持増進の基盤となります．また，情緒の発達も著しく，食を通した豊かな人間形成も大切な時期です．

〈到達目標〉

　□ 幼児・学童期の生理的特徴を理解できる

　□ 幼児・学童期の食事摂取基準に応じた食事計画と献立作成ができる

　□ 保育園給食の給与栄養目標量に応じた献立作成ができる

　□ 学校給食実施基準に応じた献立作成ができる

　□ 食物アレルギーに対応した代替食材を用いて献立を作成できる

1 幼児期の食事計画

1 幼児の生理的特徴

　幼児期は満1歳から5歳（小学校入学）までの5年間をさす．この時期は消化吸収機能の発達により食事形態が大きく変化する．また，自立心や社会性が身につく時期でもある．

　第1乳臼歯が生え始める1歳頃からは食べ物をすりつぶせるようになる．奥歯まで上下20本の乳歯が生え揃う2〜3歳頃までに，固体の物が食べられるようになる．また，消化酵素の分泌量の増加，胃の形状の変化と容量の増大により1回当たりの食事量も増える．咀嚼力や消化吸収能力の変化に応じた食形態や量を考慮した献立を作成する．五感を通した体験から心身が発達する時期である．さまざまな旬の食材，調理法を用い，バリエーション豊かな献立になるよう工夫する．また，食文化を伝えることも大切である．

| 1歳 | 2歳 | 3歳 | 4歳 | 5歳 |

2 幼児期の献立作成の留意点

- 1〜2歳：手づかみ食べから食具の使用へ.
  　　　　間食は1日2回
- 3歳〜　：食行動の自立.
  　　　　間食は1日1回
- 発育・発達に応じた栄養補給（食事摂取基準参照）
- さまざまな食品，調理法を用い，バリエーション豊かな献立を作成する.

　乳歯が生え揃い，固体の物が食べられるようになる．ある程度の硬さをもつ食品を与えて，よく咀嚼することを習慣づけることはあごの発達を促し永久歯の歯並びを良くする．

　また，咀嚼は唾液の分泌を促し消化を助けたり歯の衛生向上にも効果がある．唾液腺の発達，でんぷん分解酵素プチアリン（α-アミラーゼ）分泌の増加，胃液の分泌量の増加とpHの低下による殺菌作用の亢進やたんぱく質消化の亢進など，消化吸収能力は徐々に高まる．胃の形状が筒状から鉤針状へ変化し容量が増えることで1回当たりの食事量も増える．しかし，肝臓の解毒機能は8歳頃までは未熟である．咀嚼力や消化吸収能力の変化に応じた食形態や量，衛生面への配慮が必要である．

1歳頃になると手づかみ食べを始める．これは目と手と口の協調運動を発達させるうえで重要であり，後に食具を上手に使うようになるための訓練になる．コップ，スプーン，ストローを使ったり，食器を片手で持つなどの動作も徐々にできるようになる．3歳頃からは箸が使えるようになる．機能の発達に応じた食具の選択が必要である．

自己主張や第一反抗期が現れ，食べ物に対する好き嫌いが生じるが，多様な刺激を五感から体感することで知覚が発達する．多くの食品を味わう機会を増やすことが必要である．また，味覚の正常な発達を促すため，薄味につとめ，食品本来の味を知覚する習慣を身につけられるように献立を作成する．

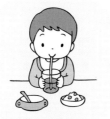

1〜2歳

ちゃわんを両手でつかんでいたのが，
一方の手でつかみ，
スプーンやストローを使える．

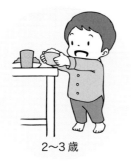

2〜3歳

コップ，スプーンを上手に使うことができる．
食べ物の好き嫌いが出てくる．
簡単な食事の手伝いに関心を持つ．

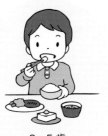

3〜5歳

箸を使うことができる．
噛む力が発達する．
食事の用意を自分でしたがる．
食べ方がはやくなる．
集中する．

応用栄養学実習とは

妊産婦，授乳婦

新生児，乳児

第3章

幼児，学童

成人

高齢者

アスリート

3 幼児期の食事摂取基準

エネルギーの必要量に男女差はあるが，身体活動レベルによる差はない．成人に比べ，体重当たりのエネルギー必要量や各種栄養素量が多い．

表3-01 幼児期の食事摂取基準

年齢 （歳）	推定エネルギー必要量 （kcal/日）		たんぱく質 （g/日）		脂質 （% エネルギー）	炭水化物 （% エネルギー）
	男児	女児	推定平均 必要量	推奨量	目標量	目標量
1～2 3～5	950 1,300	900 1,250	10 20	20 25	20～30	50～65

年齢 （歳）	ビタミンA （μgRAE/日）						ビタミンD （μg/日）			ビタミンE （mg/日）		ビタミンK （μg/日）	
	推定平均 必要量		推奨量		耐容上限量		目安量		耐容 上限 量	目安 量	耐容 上限 量	目安量	
	男児	女児	男児	女児	男児	女児	男児	女児				男児	女児
1～2 3～5	300 350	250 350	400 450	350 500	600 700	600 850	3.0 3.5	3.5 4.0	20 30	3.0 4.0	150 200	50 60	60 70

年齢 （歳）	ビタミンB₁ （mg/日）		ビタミンB₂ （mg/日）				ビタミンC （mg/日）	
	推定平均 必要量	推奨量	推定平均必要量		推奨量		推定平均 必要量	推奨量
			男児	女児	男児	女児		
1～2 3～5	0.4 0.6	0.5 0.7	0.5 0.7	0.5 0.6	0.6 0.8	0.5 0.8	35 40	40 50

年齢 （歳）	カルシウム （mg/日）				マグネシウム （mg/日）	
	推定平均必要量		推奨量		推定平均 必要量	推奨量
	男児	女児	男児	女児		
1～2 3～5	350 500	350 450	450 600	400 550	60 80	70 100

年齢 （歳）	鉄 （mg/日）						亜鉛 （mg/日）			
	推定平均必要量		推奨量		耐容上限量		推定平均必要量		推奨量	
	男児	女児	男児	女児	男児	女児	男児	女児	男児	女児
1～2 3～5	3.0 4.0	3.0 4.0	4.5 5.5	4.5 5.5	25	20 25	3	2 3	3 4	3

応用栄養学実習とは

妊産婦，授乳婦

新生児，乳児

第3章

幼児，学童

成人

高齢者

アスリート

4 幼児期の献立例

表3-02　1～2歳・男児の献立例

区分	献立名	食品名	1人当数量(g)	備考
朝食	ごはん	精白米	40	
	鶏肉の煮物	若どり・ささみ	15	
		にんじん	5	
		里芋	10	
		油揚げ	5	
		こいくちしょうゆ	0.5	
		みりん	0.5	
		だし汁	50	
	味噌汁	こまつな	8	
		まいたけ	5	
		豆みそ	2	
		だし汁	80	
間食	バナナ	バナナ	30	
	牛乳	牛乳	100	
昼食	ごはん	精白米	40	
	さわらのバター焼き野菜添え	さわら	20	
		にんじん	2	
		えのきたけ	7	
		スイートコーン	5	
		有塩バター	2	
		こねぎ	0.2	
		食塩	0.1	
	はるさめサラダ	はるさめ	5	
		みずな	7	
		トマト	10	
		和風ドレッシング	2	
		こいくちしょうゆ	0.5	
	ほうれん草としめじのスープ	ほうれんそう	15	
		にんじん	10	
		ぶなしめじ	5	
		いりごま	0.5	
		洋風だし	100	

区分	献立名	食品名	1人当数量(g)	備考
間食	りんごのコンポートヨーグルト添え	りんご	20	
		砂糖	5	
		レモン・果汁	2	
		ヨーグルト	15	
	ミルクココア	ミルクココア	15	
		牛乳	100	
夕食	ごはん	精白米	40	
	ひじきとかぼちゃの焼きコロッケ	ひじき	1	
		かぼちゃ	20	
		豚・ひき肉	10	
		ごま油	1	
		有塩バター	1	
		パン粉	2.5	
		ウスターソース	3	
		レタス	3	
	炒り卵ブロッコリー	ブロッコリー	15	
		木綿豆腐	15	
		鶏卵	20	
		だし汁	10	
		片栗粉	1	
		食塩	0.2	
	かぶのポタージュ	かぶ・根	40	
		かぶ・葉	5	
		じゃがいも	20	
		牛乳	15	
		食塩	0.2	
		洋風だし	100	

献立のポイント

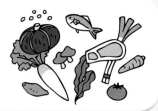

さまざまな食材を用いる.

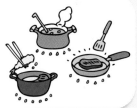

煮る，焼く，揚げるなどの調理法で，バリエーション豊かな料理にする.

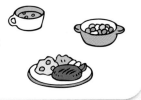

食品の量，硬さ，大きさは発達段階に合わせて調節する.

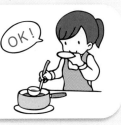

薄味にし，素材の味を引き立てる.

OK!

表3-03　1〜2歳・男児の献立例の栄養目標充足評価

	実施献立	栄養目標 （食事摂取基準）
エネルギー（kcal）	953	950
たんぱく質（g）	38.0	20.0
たんぱく質（%エネルギー）	15.9	13〜20
脂肪（%エネルギー）	22.3	20〜30
炭水化物（%エネルギー）	61.8	50〜65
ビタミンA（μgRAE）	414	400
ビタミンD（μg）	3.2	3.0
ビタミンB$_1$（mg）	0.56	0.50
ビタミンB$_2$（mg）	0.93	0.60
ビタミンC（mg）	75	40
食塩相当量（g）	3.1	3.0未満
カルシウム（mg）	448	450
鉄（mg）	4.5	4.5

5 幼児期の実習

（1）幼児期（1〜2歳児，または3〜5歳児）の1日の献立を作成する（付録 excel）.

① 献立記入シート

② 栄養計算シート

③ 栄養目標充足評価シート

（2）作成した献立を調理し試食する.

（3）献立および調理の評価を行う（付録 excel）.

① 見た目

② おいしさ

③ 作りやすさ

④ 食材の選択（旬のものを使用しているか，値段は手ごろかなど）

⑤ 対象にふさわしいか（食形態，味付け，調理法など）

⑥ その他（感想，改善点など）

応用栄養学実習とは

妊産婦，授乳婦

新生児，乳児

第3章

幼児，学童

成人

高齢者

アスリート

2 保育所給食

1 保育所給食の特徴

　保育所は家庭と同様に「生活の場」であり，保育所での食事は心身の成長に大きな役割を担っている．保育所給食は，厚生労働省の定める「児童福祉施設における「食事摂取基準」を活用した食事計画」に基づいて実施される．

2 保育所給食の献立作成の留意点

- 子どもの発育状況を把握し，給与栄養目標量を設定して提供する．
- 献立に季節感，嗜好，地域性，食文化を反映させる．
- 1〜2歳児の間食は，1日2回．エネルギー比率は10〜15%.
- 3〜5歳児の間食は，1日1回．エネルギー比率は15〜20%.

　子どもの性，年齢，発育・発達状況，栄養状態，生活状況などを把握・評価し，給与栄養目標量を設定して提供する．給与栄養目標量を定期的に見直し，各園児の体格，発育状況，喫食状況などに対応させる．献立には季節感，子どもの嗜好，地域性，食文化を反映させる．また，咀嚼機能に応じた調理形態，身体発育に応じた食具を選択したり，多様な食品を使用したりする．

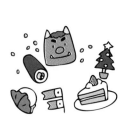
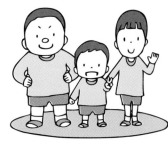

3 保育所給食における給与栄養目標量

給与栄養目標量の例を表3-04に示す．1～2歳児では，昼食および午前・午後の間食で1日の給与栄養量の50%を提供する．3～5歳児では，昼食および午後の間食で1日給与栄養量の45%を提供する．1～2歳児では，1日のエネルギーの10～15%を間食として朝食と昼食の間，および昼食と夕食の間の2回に分けて与える提供する．3～5歳児では，1日のエネルギーの15～20%を間食として昼食と夕食の間に提供する．

表3-04　保育所における給与栄養目標量（例）

1～2歳児	① 1日の摂取目安	② 昼食とおやつ	保育所における給与栄養目標量（①×②）
エネルギー（kcal）	950		475
たんぱく質（g）（%エネルギー）	31～47（13～20%）		15.5～23.5（13～20%）
脂肪（g）（%エネルギー）	21～31.5（20～30%）		10.5～15.5（20～30%）
炭水化物（g）（%エネルギー）	119～154（50～65%）		59.5～77（50～65%）
食物繊維総量（g）	－	50%	－
ビタミンA（μgRAE）	400		200
ビタミンB₁（mg）	0.5		0.25
ビタミンB₂（mg）	0.6		0.3
ビタミンC（mg）	40		20
食塩相当量（g）	3未満		1.5未満
カルシウム（mg）	450		225
鉄（mg）	4.5		2.3

3～5歳児	① 1日の摂取目安	② 昼食とおやつ	保育所における給与栄養目標量（①×②）
エネルギー（kcal）	950		475
たんぱく質（g）（%エネルギー）	31～47（13～20%）		15.5～23.5（13～20%）
脂肪（g）（%エネルギー）	21～31.5（20～30%）		10.5～15.5（20～30%）
炭水化物（g）（%エネルギー）	119～154（50～65%）		59.5～77（50～65%）
食物繊維総量（g）	－	50%	－
ビタミンA（μgRAE）	400		200
ビタミンB₁（mg）	0.5		0.25
ビタミンB₂（mg）	0.6		0.3
ビタミンC（mg）	40		20
食塩相当量（g）	3未満		1.5未満
カルシウム（mg）	450		225
鉄（mg）	4.5		2.3

3 食物アレルギー

1 食物アレルギーの定義

　食物アレルギーとは,「食物によって引き起こされる抗原特異的な免疫学的機序を介して生体にとって不利益な症状が惹起される現象」をいう. 食物アレルギーを起こす主な成分は食品中に含まれるたんぱく質であり, 本来なら体にとって栄養となるはずの食物に対して, 過剰に免疫反応が働いて症状を誘発する.

　食物アレルギーの症状は, 皮膚, 粘膜, 呼吸器, 消化器, 神経, 循環器とさまざまな症状がみられ, 複数臓器に強い症状が同時に起きることを「アナフィラキシー」, 血圧低下, 意識障害が伴うと「アナフィラキシーショック」という.

2 食物アレルギーの原因食物

　原因食物は, 乳児期で鶏卵, 牛乳, 小麦が多く, それ以降は各年齢群で異なる. 1, 2歳群では第2位に木の実類, 第3位に魚卵類, 3〜6歳群では第1位に木の実類, 第2位に魚卵類, 第3位に落花生（ピーナッツ）, 7〜17歳群では第1位に甲殻類, 第2位に木の実類, 第3位に果物類となっている. 特に近年, 幼児期の木の実類アレルギーの増加が目立つ.

表3−05　年齢別原因食物（初発）

	0歳	1〜2歳	3〜6歳	7〜17歳	≧18歳
1	鶏卵 61.1%	鶏卵 31.7%	木の実類 41.7%	甲殻類 20.2%	小麦 19.7%
2	牛乳 24.0%	木の実類 24.3%	魚卵 19.1%	木の実類 19.7%	甲殻類 15.8%
3	小麦 11.1%	魚卵 13.0%	落花生 12.5%	果実類 16.0%	果実類 12.6%
4	—	落花生 9.3%	—	魚卵 7.3%	魚類 9.8%
5	—	牛乳 5.9%	—	小麦 5.3%	大豆 6.6%
6	—	—	—	—	木の実類 5.5%

＊初発例 3,905例について, 年齢群ごとに5%以上を占めるものを記載
　即時型食物アレルギーによる健康被害に関する全国実態調査（消費者庁令和3年）

応用栄養学実習とは

妊産婦, 授乳婦

新生児, 乳児

第3章

幼児, 学童

成人

高齢者

アスリート

3 アレルギー表示

　加工食品のアレルギー表示には食品表示法によって定められた「特定原材料」と「特定原材料に準ずるもの」とある．食物アレルギー症状を引き起こす症例数や重篤度から勘案して表示を義務付けている食品8品目が，えび，かに，くるみ，小麦，そば，卵，乳，落花生であり，その他20品目については可能な限り表示（表示推奨）することになっている．

表3-06　加工食品のアレルギー表示

根拠規定	特定原材料等の名称	表示の義務
特定原材料	えび，かに，くるみ，小麦，そば，卵，乳，落花生	義務
特定原材料に準ずるもの	アーモンド，あわび，いか，オレンジ，カシューナッツ，キウイフルーツ，牛肉，ごま，さけ，さば，大豆，鶏肉，バナナ，豚肉，まつたけ，もも，やまいも，りんご，ゼラチン	推奨（任意）

4 アレルギー対応食の留意点

- アレルギー表示を正しく理解する
- バランスよく食べることを大前提とする
- 栄養問題が生じることのないように代替食品を使用する
- 豊かな食生活を維持できるよう献立を工夫する

　アレルギー症状を誘発させないことを前提として安全性を最優先にアレルギー対応食をつくる．食物アレルギーによって原因食物を除去していても，食べられる食品をバランスよく組み合わせた食事ができていれば，栄養障害のリスクは低い．幼児期は，食べムラ，偏食が起きやすいので注意する．

　カルシウムやビタミンDは，乳製品や魚類の主な供給源であり，これらの除去を行うと栄養不足や成長障害を生じる危険性がある．アレルギー児の成長に必要な栄養を補うことができるように，また，子どもたちの嗜好に考慮した献立作成ができるよう工夫する．

5 食物アレルギー代替食材の選び方

　アレルゲンを除去した献立は，栄養素やバリエーションが乏しくなり，豊かな食生活に支障がでる．そこで，代わりとなる代替食材を用いる．代替食材は，除去した食材により不足する栄養素や，その食品がもつ機能（粘性，凝固など）を補うようなものを選ぶ．

応用栄養学実習とは

妊産婦，授乳婦

新生児，乳児

第3章

幼児，学童

成人

高齢者

アスリート

表3-07 卵，乳製品，小麦の調理代替食品

	料理の用途（性質）および製品	調理代替食品
卵	ひき肉料理などのつなぎ （粘着性）	じゃがいもでんぷん，豆腐，すりおろしれんこん，すりおろしじゃがいも，すりおろし長いも
	揚げ物の衣 （付着性）	米粉，じゃがいもでんぷん，ホワイトソルガム，コーンフレーク，砕いたあられ，砕いたせんべい，米粉のパン粉
	ケーキなど（気泡性）	重曹，ベーキングパウダー（アルミフリー）
	プリンなど（凝固性）	寒天，ゼラチン，アガー，くず粉
	彩り	コーン，かぼちゃ，ターメリック
牛乳	牛乳	豆乳，アレルギー用ミルク，ココナッツミルク，アーモンドミルク，ライスミルク
	ヨーグルト	大豆ヨーグルト
	バター	アレルギー用マーガリン，大豆由来マーガリン
	生クリーム	豆乳生クリーム
	チーズ	植物性チーズ
小麦	麺類	米粉うどん，ビーフン，フォー，春雨，雑穀めん
	パン	米粉パン（小麦グルテン入りに注意）
	小麦粉	米粉，じゃがいもでんぷん，ホワイトソルガム粉，コーンスターチ，タピオカ粉，コーンミール
	ルゥ（とろみづけ）	米粉，じゃがいもでんぷん

6 食物アレルギー代替食の献立例

（1）幼児期

幼児期の主なアレルゲン（卵・牛乳・小麦）を使用せず，代替食材を使ったおやつを作る.

表3-08 米粉のココアマフィンの材料（約4～5個分）

材料	（g）
米粉*	85
片栗	15
ココア	20
重曹	2
塩	少々
三温糖	100
豆乳	100
油	80
レモン汁	小さじ1

（☆は米粉，片栗，ココア，重曹，塩）

① オーブンを170℃で予熱しておく.
② ☆の粉類をふるう.
③ ②に三温糖を入れて混ぜ合わせる.
④ ③に豆乳を混ぜ合わせた後，油を加え混ぜる.
⑤ できた生地にレモン汁を入れて混ぜ，カップ7分目まで生地を流し入れる（焼く直前）.
⑥ 予熱したオーブンで約30分焼く.

＊ 細かい粒子の米粉の方がお菓子に向いている

(2) 学童期

　鶏卵を使用しない献立の作成をする．鶏卵のもつ「つなぎ」「凝固」の機能を他の食材で補う工夫をする．

表3-09　「学校給食の献立例」の「卵アレルギー対応食」への展開

区分	献立名	普通食 食品名	普通食 1人当数量（g）	卵アレルギー対応食 食品名	卵アレルギー対応食 1人当数量（g）
昼食	ごはん	精白米	80	精白米	80
	豆腐入り和風ハンバーグ	豚・ひき肉 - 生	30	豚・ひき肉 - 生	30
		木綿豆腐	40	木綿豆腐	40
		たまねぎ・りん茎 - 生	30	たまねぎ・りん茎 - 生	30
		ひじき・ほしひじき	2	ひじき・ほしひじき	2
		鶏卵・全卵 - 生	10	片栗粉	5
		パン粉 - 乾燥	5	パン粉 - 乾燥	5
		普通牛乳	5	普通牛乳	5
		食塩	0.1	食塩	0.1
		こしょう・混合，粉	0.03	こしょう・混合，粉	0.03
		調合油	3	調合油	3
		大根・根，皮むき - 生	70	大根・根，皮むき - 生	70
		こいくちしょうゆ	3	こいくちしょうゆ	3
		穀物酢	3.5	穀物酢	3.5
	小松菜の和え物	こまつな・葉 - 生	40	こまつな・葉 - 生	40
		いわし・しらす干し	5	いわし・しらす干し	5
		みりん・本みりん	2	みりん・本みりん	2
		こいくちしょうゆ	2	こいくちしょうゆ	2
	野菜スープ	キャベツ - 生	30	キャベツ - 生	30
		にんじん - 生	10	にんじん - 生	10
		固形コンソメ	1.5	固形コンソメ	1.5
		こしょう・混合，粉	0.03	こしょう・混合，粉	0.03
	バナナマフィン	バナナ - 生	20	バナナ - 生	20
		車糖・上白糖	7	車糖・上白糖	7
		無塩バター	5	無塩バター	5
		鶏卵・全卵 - 生	15	豆乳	15
		薄力粉・1等	20	薄力粉・1等	20
		ベーキングパウダー	1	ベーキングパウダー	1
	牛乳	普通牛乳	200	普通牛乳	200

7 食物アレルギー代替食の実習

(1) 幼児期の食物アレルギー代替食（おやつ）を作成する（付録 excel）．

① 献立記入シート

② 栄養計算シート

(2) 作成した献立を調理し試食する．

(3) 献立および調理の評価を行う（付録 excel）．

① 見た目

② おいしさ

③ 作りやすさ

④ 食材の選択（旬のものを使用しているか，値段は手ごろかなど）

⑤ 対象にふさわしいか（食形態，味付け，調理法など）

⑥ その他（感想，改善点など）

応用栄養学実習とは

妊産婦，授乳婦

新生児，乳児

第3章

幼児，学童

成人

高齢者

アスリート

4 学童期の食事計画

1 学童の生理的特徴

6〜11歳までの6年間を学童期という．骨格，筋肉，神経系の発達により運動能力が向上する．行動範囲も広がり活動量に個人差が生じてくる．身長増加率のピークは男子では11〜14歳，女子では9〜12歳頃であり，第二次発育急進期を迎える．また，自立心や自己管理能力が身につく時期でもある．規則正しい食生活，健康に配慮した食品の選択など，食を通した教育が必要である．

2 学童期の献立作成の留意点

- 年齢，性別，身体活動レベルに応じたエネルギー量，各種栄養量を設定する．
- 成長に必要な栄養素が不足しないように配慮する．
- 規則正しい食生活，健康に配慮した食品の選択，食文化などを学べる献立にする．

学童期は日常の活動に個人差が出てくる．年齢，性別，身体活動レベルに応じたエネルギー量，各種栄養量を設定する．家庭での食生活では，豆・豆製品，野菜，芋類，果物が不足しやすい（「平成29年度 国民健康・栄養調査」）．成長期に欠かすことのできない栄養素が不足しないように配慮する．また，国，地域，家庭の食文化を大切にする．

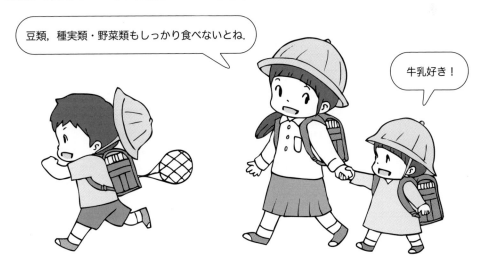

3 学童期の食事摂取基準

　身体活動レベル（Ⅰ，Ⅱ，Ⅲ），男女差，成長速度などにより必要なエネルギー量に個人差が生じる．また，発育急進期には生涯の中で最もエネルギーや栄養素を必要とする．女子では10歳以降に，月経あり・なしによる区分が設けられている．

表3-10　学童期の食事摂取基準

年齢（歳）	推定エネルギー必要量（kcal/日）					
	男児			女児		
	Ⅰ	Ⅱ	Ⅲ	Ⅰ	Ⅱ	Ⅲ
6～7	1,350	1,550	1,750	1,250	1,450	1,650
8～9	1,600	1,850	2,100	1,500	1,700	1,900
10～11	1,950	2,250	2,500	1,850	2,100	2,350

年齢（歳）	たんぱく質					脂質（%エネルギー）	炭水化物（%エネルギー）
	推定平均必要量（g/日）		推奨量（g/日）		目標量（中央値）	目標量（中央値）	目標量（中央値）
	男児	女児	男児	女児	（%エネルギー）		
6～7	25	25	30	30			
8～9	30	30	40	40	13～20（16.5）	20～30（25）	50～65（57.5）
10～11	40	40	45	50			

年齢（歳）	ビタミンA（µgRAE/日）						ビタミンD（µg/日）			ビタミンE（mg/日）		ビタミンK（µg/日）	
	推定平均必要量		推奨量		耐容上限量		目安量		耐容上限量	目安量	耐容上限量	目安量	
	男児	女児	男児	女児	男児	女児	男児	女児				男児	女児
6～7	300	300	400	400	950	1,200	4.5	5.0	30	5.0	300	80	90
8～9	350	350	500	500	1,200	1,500	5.0	6.0	40	5.0	350	90	110
10～11	450	400	600	600	1,500	1,900	6.5	8.0	60	5.5	450	110	140

年齢（歳）	ビタミンB₁（mg/日）				ビタミンB₂（mg/日）				ビタミンC（mg/日）	
	推定平均必要量		推奨量		推定平均必要量		推奨量		推定平均必要量	推奨量
	男児	女児	男児	女児	男児	女児	男児	女児		
6～7	0.7	0.7	0.8	0.8	0.8	0.7	0.9	0.9	50	60
8～9	0.8	0.8	1.0	0.9	0.9	0.9	1.1	1.0	60	70
10～11	1.0	0.9	1.2	1.1	1.0	1.0	1.4	1.3	70	85

年齢（歳）	カルシウム（mg/日）				マグネシウム（mg/日）			
	推定平均必要量		推奨量		推定平均必要量		推奨量	
	男児	女児	男児	女児	男児	女児	男児	女児
6～7	500	450	600	550	110	110	130	130
8～9	550	600	650	750	140	140	170	160
10～11	600	600	700	750	180	180	210	220

年齢（歳）	鉄（mg/日）								亜鉛（mg/日）			
	推定平均必要量			推奨量			耐容上限量		推定平均必要量		推奨量	
	男児	女児		男児	女児		男児	女児	男児	女児	男児	女児
		月経なし	月経あり		月経なし	月経あり						
6～7	5.0	4.5	—	5.5	5.5	—	30	30	4	3	5	4
8～9	6.0	6.0	—	7.0	7.5	—	35	35	5	4	6	5
10～11	7.0	7.0	10.0	8.5	8.5	12.0	35	35	6	5	7	6

応用栄養学実習とは

妊産婦，授乳婦

新生児，乳児

第3章

幼児，学童

成人

高齢者

アスリート

5 学校給食

1 学校給食の特徴

学校給食は，学校給食法に示された「学校給食が児童及び生徒の心身の健全な発達に資するものであり，かつ，児童及び生徒の食に関する正しい理解と適切な判断力を養う上で重要な役割を果たすものであることにかんがみ，学校給食及び学校給食を活用した食に関する指導の実施に関し必要な事項を定め，もって学校給食の普及充実及び学校における食育の推進を図ること」を目的に実施される．

- 学校給食は「学校給食実施基準」に従い実施される．
- 学校給食を生きた教材として食育に役立てる．
  適切な食習慣の育成
  食を通した地域社会とのつながり
  食文化を学ぶ
- 学校給食の「7つの目標」（巻末資料24）を目指して作成する．

2 学校給食の献立作成の留意点

(1) 学校給食実施基準

学校給食には，完全給食（パンまたは米飯＋おかず＋ミルク），捕食給食（おかず＋ミルク），ミルク給食（ミルクのみ）がある．学校給食は文部科学省の定めた「学校給食実施基準」（表3-11）に従い実施される．これは，学校給食で提供する各種栄養素量を年齢区分ごとに示したものである．

昼食1食で摂取する栄養量であるため，基本的には「食事摂取基準」に示される基準値の33％としているが，不足しがちな栄養素やとくに成長に必要な栄養素は多く設定されている（鉄，ビタミンA，ビタミンB$_1$，ビタミンB$_2$，食物繊維：40％，カルシウム：50％）．

(2) 学校給食の献立作成

学校給食の献立作成に当たっては，基準値に配慮しつつ，食に関する指導の「生きた教材」となるよう幅広く食品を使用し，多様な調理法を組み合わせた食事内容となるよう配慮する．学校給食の標準食品構成表（巻末資料22）を踏まえ，各地域の農作物や食文化などに配慮した献立を作成する．また，調理設備や人員，コストの範囲内で計画する．適切な食習慣の育成，食を通した地域社会とのつながり，さまざまな食文化の体験など，学校給食を生きた教材として活用し食育に役立てる．

表3-11　児童または生徒1人1回当たりの学校給食摂取基準

区　分	基準値			
	児童（6〜7歳）の場合	児童（8〜9歳）の場合	児童（10〜11歳）の場合	児童（12〜14歳）の場合
エネルギー（kcal）	530	650	780	830
たんぱく質（％エネルギー）	学校給食による摂取エネルギー全体の13〜20％			
脂肪（％エネルギー）	学校給食による摂取エネルギー全体の20〜30％			
ナトリウム（g）（食塩相当量）	1.5未満	2未満	2未満	2.5未満
カルシウム（mg）	290	350	360	450
マグネシウム（mg）	40	50	70	120
鉄（mg）	2	3	3.5	4.5
ビタミンA（μgRAE）	160	200	240	300
ビタミンB₁（mg）	0.3	0.4	0.5	0.5
ビタミンB₂（mg）	0.4	0.4	0.5	0.6
ビタミンC（mg）	20	25	30	35
食物繊維総量（g）	4以上	4.5以上	5以上	7以上

（注）1　表に掲げるもののほか，次に掲げるものについてもそれぞれ示した摂取について配慮
　　　　すること.
　　　　　亜　　　　鉛・・児童（6歳〜7歳）2mg，児童（8歳〜9歳）2mg，
　　　　　　　　　　　　　児童（10歳〜11歳）2mg，生徒（12歳〜14歳）3mg
　　　2　この摂取基準は，全国的な平均値を示したものであるから，適用に当たっては，個々の
　　　　健康及び生活活動等の実態並びに地域の実情等に十分配慮し，弾力的に運用すること.
　　　3　献立の作成に当たっては，多様な食品を適切に組み合わせるよう配慮すること.

3 学校給食の献立例

表3-12　学童期（8〜9歳）学校給食の献立例

区分	献立名	食品名	1人当数量（g）	備考
昼食	ごはん	精白米	80	
	豆腐入り和風ハンバーグ	豚・ひき肉 - 生	30	
		木綿豆腐	40	
		たまねぎ・りん茎 - 生	30	
		ひじき・ほしひじき	2	
		鶏卵・全卵 - 生	10	
		パン粉 - 乾燥	5	
		普通牛乳	5	
		食塩	0.1	
		こしょう・混合，粉	0.03	
		調合油	3	
		大根・根，皮むき - 生	70	
		こいくちしょうゆ	3	
		穀物酢	3.5	
	小松菜の和え物	こまつな・葉 - 生	40	
		いわし・しらす干し	5	
		みりん・本みりん	2	
		こいくちしょうゆ	2	
	野菜スープ	キャベツ - 生	30	
		にんじん - 生	10	
		固形コンソメ	1.5	
		こしょう・混合，粉	0.03	
	りんご	りんご・皮むき - 生	30	
	牛乳	普通牛乳	200	

献立のポイント

・小学生の嗜好に合わせた献立にする

・さまざまな食材を上手に組み合わせて，不足しがちな栄養素を摂れる献立にする

・旬の食材や，地域の食材を使う

・日本の食文化を大切にする一方で，海外の食文化との融合を試みる.

表3-13 学校給食献立例（8～9歳）の栄養目標充足評価

	実施献立	栄養目標 （食事摂取基準）
エネルギー （kcal）	663	650
たんぱく質(%エネルギー)	15	13～20
脂 肪 (%エネルギー)	27.5	20～30
食物繊維総量 （g）	5.1	4.5 以上
ビタミンA （μgRAE）	284	200
ビタミンB$_1$ （mg）	0.49	0.40
ビタミンB$_2$ （mg）	0.55	0.40
ビタミンC （mg）	42	25
食塩相当量 （g）	2.2	2 未満
カルシウム （mg）	412	350
マグネシウム （mg）	141	50
鉄 （mg）	3.2	3.0
亜鉛 （mg）	3.6	2.0

4 学校給食の実習

（1）学校給食の献立を作成する（付録 excel）.

① 献立記入シート

② 栄養計算シート

③ 栄養目標充足評価シート

（2）作成した献立を調理し試食する.

（3）献立および調理の評価を行う（付録 excel）.

① 見た目

② おいしさ

③ 作りやすさ

④ 食材の選択（旬のものを使用しているか，値段は手ごろかなど）

⑤ 対象にふさわしいか（食形態，味付け，調理法など）

⑥ その他（感想，改善点など）

応用栄養学実習とは

妊産婦，授乳婦

新生児，乳児

第3章

幼児，学童

成 人

高齢者

アスリート

第4章
成人のための献立計画と調理

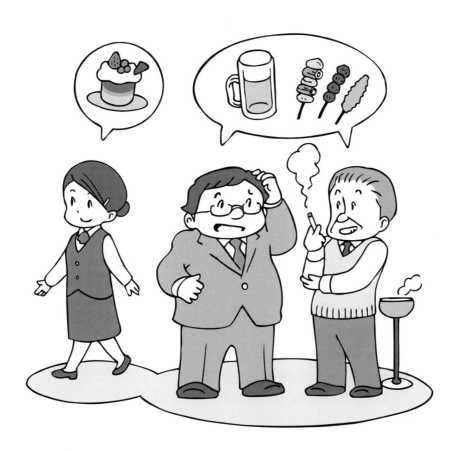

　成人期 (20 ～ 64歳)は身体の発達が完了し，人生の中で最も成熟した時期になります．この時期は社会人として自立し，就労や家族の形成など社会活動の関わり方によって生活環境が大きく左右します．このため生活リズムの乱れ，喫煙，飲酒の習慣化，疲労の蓄積，精神的ストレスなどにより生活習慣病発症リスクの高まりが懸念されます．健康保持・増進と生活習慣病予防のための食事について学習します．

〈到達目標〉
　　□ 各期 (青年期・壮年期・中年期)の健康課題を理解する
　　□ 生活習慣病予防のための献立が作成できる
　　□ 適切な栄養摂取のために食品の組み合わせ方を工夫できる

1 成人期の食事計画

1 成人の生理的特徴

(1) 青年期

　青年期（20歳頃）には身体的発育は完成し，個人差はあるものの肉体的にも充実し，活発に行動できる時期である．この時期は，進学による単身生活や就職による夜勤などの不規則勤務により生活が乱れる場合がある．また結婚，出産，育児など生活環境が大きく変化する時期でもある．気力，体力が充実しているだけに，健康を脅かされていることに気づくことなく過ぎることがほとんどである．しかし，個人による生活スタイルの基礎を形成する時期でもあり，生活習慣の乱れは以後のライフステージに影響を与え，潜在的な疾病発病のリスクとなる．

(2) 壮年期

　壮年期（30～49歳頃）は肉体的にも精神的にも成熟し活力ある生活を送る．さらに，女性の社会進出や価値観の変化から，個人のライフスタイルは多様化している．しかし，基礎代謝量や身体機能はやや低下し体は衰退へと変化が始まる．体力の低下や疲労感など身体の衰えを自覚するようになり，エネルギー収支バランスが崩れた結果肥満を招く．とくに内臓脂肪型肥満に加えて，高血糖，高血圧，脂質異常のうちいずれか2つ以上を合わせもった状態（内臓脂肪症候群：メタボリックシンドローム）は動脈硬化症を惹起し，各種疾患を引き起こすことが明らかとなっている．

　また，50歳前後の閉経期には，エストロゲンの分泌減少などの変化に伴い脂質代謝や骨代謝などに影響する．とくに破骨細胞の活性により骨形成と骨吸収のアンバランスによる骨量の減少がみられる．また男性においてもテストステロンのゆるやかな減少がみられ，生活環境による身体的，肉体的ストレスから疲労感，抑うつ症状，不眠などの症状を招きやすい．個人の生活環境に合わせた食生活と適度な運動を取り入れた生活が必要である．

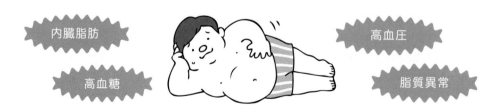

内臓脂肪　高血圧　高血糖　脂質異常

(3) 中年期

50〜64歳頃は加齢による身体機能の衰退が顕在化し, 肉体的, 精神的にも機能低下は進行する. 不可逆性の変化により, 疾病の治療にも多くの時間と労力が必要になる. これまでの経験から, 知識や理解力, 判断力など内面の円熟味が増す一方で, 家庭内では子どもが進学, 就職, 結婚などで自立するため, 子離れからくる喪失感を受けやすい. また, 職場では管理職として部下を従えて職務を任されるようになり長時間勤務や不規則な生活に陥りやすく, 疲労の蓄積により肉体的, 精神的ストレスも多くなる. 近年では不況からくる職場でのリストラや配置転換などで, 経済的, 精神的にも不安定な状況にさらされることもある. さまざまな要因により生活習慣の乱れが生じやすく, 疾病発症のリスクが重なり生活習慣病を誘発することから, 心身の健康維持のための自己管理が重要となる.

2 成人期の献立作成の留意点

- 標準体重の維持を目標とし, 適切なエネルギー収支バランスを図る.
- 脂肪の質と量に配慮する.
- 食塩摂取量の適正化に努める.
- 食物繊維を十分摂取する.
- 主食, 主菜, 副菜など食事形態が整った食事をとることが望まれる.

基礎代謝量や活動量の低下による消費エネルギー減少と, 摂取エネルギーの過剰による肥満を予防することが必要である. 適正な摂取エネルギー量の食事を基礎とし, エネルギー産生栄養素バランスに沿った栄養配分とする. 脂肪は20〜30%エネルギーの範囲内とし, その内飽和脂肪酸は7%エネルギー以下の食事を目標とする. また, n-6系脂肪酸とn-3系脂肪酸の比率を4:1の配分を目安とする.

具体的には, 牛や豚肉など飽和脂肪酸を多く含む食品は適量の摂取に心がけ, 魚介類の利用に努める. 食塩は, 男性7.5g/日未満, 女性6.5g/日未満を目標とする. 塩分含有量の多い食品の多用に注意し, 薄味でもおいしく食べる工夫をする. また, 野菜, 果物, いも類, きのこ類, 海藻類, こんにゃくなどを食事に取り入れ, 食物繊維やカリウムの摂取に心がける. 骨の健康維持のためカルシウム, ビタミンD, ビタミンKなどの栄養素が不足しないよう十分確保する.

食生活の面では, 朝食, 昼食, 夕食を規則正しくとり欠食はしない. 嗜好中心の外食やインスタント食品は, 脂質や炭水化物, 塩分が多く栄養バランスを崩しやすい. また, 菓子類, アルコールや嗜好飲料の摂り過ぎはエネルギー過剰つながるため注意する.

応用栄養学実習とは

妊産婦, 授乳婦

新生児, 乳児

幼児, 学童

第4章

成人

高齢者

アスリート

3 成人期の食事摂取基準

　生活習慣病の発症予防や重症化の予防に重きを置いた設定である．エネルギー摂取量は「目標とする BMI の範囲（**表 0-01 参照**）」に留まるように調整する．食事摂取基準の推定エネルギー必要量は，基礎代謝基準値（kcal/kg 体重／日）×参照体重（kg）×身体活動レベルで算出される．参照体位（参照身長，参照体重）は年国民健康・栄養調査における各性および年齢区分における身長・体重の中央値を用いている．そのため，理想体位ではなく，現代日本人の平均的な体位である．

　表 4-01 に示されるように，50 〜 64 歳男性の参照体位から算出した BMI は 23.8 で，目標とする BMI（20.0 〜 24.9）の範囲内ではあるが，高めである．一方，18 〜 29 歳女性の参照体位から算出した BMI は 20.1 で，目標とする BMI（18.5 〜 24.9）の範囲内ではあるが，低めである．これらの現状を踏まえ，個人の BMI をモニターしながら，エネルギー摂取量を調整し，食事計画を立てることが重要である．

表 4-01　成人期の参照体位と BMI

年齢（歳）	男性		
	参照身長（cm）	参照体重（kg）	参照 BMI
18 〜 29	171.0	64.5	22.1
30 〜 49	171.0	68.1	23.3
50 〜 64	169.0	68.0	23.8

年齢（歳）	女性		
	参照身長（cm）	参照体重（kg）	参照 BMI
18 〜 29	158.0	50.3	20.1
30 〜 49	158.0	53.0	21.2
50 〜 64	155.8	53.8	22.2

表4-02　成人期の食事摂取基準

年齢 (歳)	推定エネルギー必要量（kcal/日）					
	男性			女性		
	I	II	III	I	II	III
18～29	2,300	2,650	3,050	1,700	2,000	2,300
30～49	2,300	2,700	3,050	1,750	2,050	2,350
50～64	2,200	2,600	2,950	1,650	1,950	2,250

年齢 (歳)	たんぱく質 (g/日)					炭水化物 (%エネルギー)	食物繊維 (g/日)	
	推定平均必要量		推奨量		目標量 (%エネルギー)	目標量	目標量	
	男性	女性	男性	女性			男性	女性
18～29	50	40	65	50	13～20	50～65	21以上	18以上
30～49					13～20		21以上	
50～64					14～20		20以上	

年齢 (歳)	脂質 (%エネルギー)	飽和脂肪酸 (%エネルギー)	n-6系脂肪酸 (g/日)		n-3系脂肪酸 (g/日)	
	目標量	目標量	目安量		目安量	
			男性	女性	男性	女性
18～29	20～30	7以下	11	8	2.0	1.6
30～49			10		2.0	1.6
50～64			10		2.2	1.9

年齢 (歳)	ビタミンA (μgRAE/日)					ビタミンD (μg/日)		ビタミンE (mg/日)				ビタミンK (μg/日)
	推定平均必要量		推奨量		耐容上限量	目安量	耐容上限量	目安量		耐容上限量		目安量
	男性	女性	男性	女性				男性	女性	男性	女性	
18～29	600	450	850	650	2,700	8.5	100	6.0	5.0	850	650	150
30～49	650	500	900	700				6.0	5.5	900	700	
50～64	600	500	900	700				7.0	6.0	850	700	

年齢 (歳)	ビタミンB₁ (mg/日)				ビタミンB₂ (mg/日)				ビタミンC (mg/日)	
	推定平均必要量		推奨量		推定平均必要量		推奨量		推定平均必要量	推奨量
	男性	女性	男性	女性	男性	女性	男性	女性		
18～29	1.2	0.9	1.4	1.1	1.3	1.0	1.6	1.2	85	100
30～49	1.2		1.4		1.3		1.6			
50～64	1.1		1.3		1.2		1.5			

年齢 (歳)	食塩相当量(mg/日)		カリウム (mg/日)				カルシウム (mg/日)				
	目標量		目安量		目標量		推定平均必要量		推奨量		耐容上限量
	男性	女性	男性	女性	男性	女性	男性	女性	男性	女性	
18～29	7.5 未満	6.5 未満	2,500	2,000	3,000 以上	2,600 以上	650	550	800	650	2,500
30～49							600		750		
50～64							600		750		

年齢 (歳)	鉄 (mg/日)							
	推定平均必要量			推奨量			耐容上限量	
	男性	女性		男性	女性		男性	女性
		月経なし	月経あり		月経なし	月経あり		
18～29	6.5	5.5	8.5	7.5	6.5	10.5	50	40
30～49			9.0			10.5		
50～64			9.0			11.0		

妊産婦，授乳婦

新生児，乳児

幼児，学童

第4章

成人

高齢者

アスリート

4 成人期の献立例

表4-03 壮年期（30～49歳），女性（身体活動レベルⅡ）の献立例

区分	献立名	食品名	1人当数量 (g)	備考
朝食	ごはん	精白米	75	
	凍り豆腐入り卵とじ	卵	50	
		凍り豆腐	5	
		長いも	15	
		にんじん	10	
		干し椎茸	1	
		さやえんどう	10	
		だし汁	40	
		薄口しょうゆ	5	
		みりん	3	
	ほうれんそうのお浸し	ほうれんそう	40	
		もやし	20	
		しょうゆ	2	
		花かつお	0.1	
	みそ汁	キャベツ	30	
		油揚げ	2	
		切干大根	2	
		だし汁	150	
		みそ	8	
	フルーツ	はっさく	100	
	牛乳	牛乳	200	
昼食	野菜たっぷりキーマカレー	精白米	75	
		合びき肉	40	
		たまねぎ	50	
		にんじん	10	
		ナス	80	
		トマト（ホール）水煮缶	100	
		セロリ	10	
		冷凍グリンピース	20	
		にんにく	2	
		クミンシード	適宜	
		カレー粉	2.5	
		調合油	5	
		固形ブイヨン	1.0	
		ウスターソース	5	
		こしょう	0.01	
		塩	0.6	

区分	献立名	食品名	1人当数量 (g)	備考
昼食	盛り合わせサラダみそネーズ添え	ブロッコリー	20	
		大根	20	
		生わかめ	15	
		ロースハム	10	
		レタス	10	
		白みそ	2	
		マヨネーズ	7	
	ヨーグルト和え	無糖ヨーグルト	70	
		りんご	40	
		はちみつ	3	
		ミックスナッツ	10	
夕食	ごはん	精白米	75	
	鯖のから揚げラビゴットソース	鯖・切り身	60	
		酒	1	
		小麦粉	5	
		揚げ油（吸油5%）	3	
		たまねぎ	10	
		トマト	20	
		きゅうり	10	
		酢	6	
		調合油	2	
		塩	0.3	
		こしょう	0.01	
		セージ	0.1	
		パセリ	1	
		サニーレタス	20	
	炒り鶏	鶏もも肉（皮なし）	15	
		ごぼう	20	
		れんこん	20	
		こんにゃく	10	
		にんじん	10	
		さやいんげん	10	
		調合油	1	
		しょうゆ	5	
		砂糖	3	
		酒	1	
		だし汁	20	
	さつまいものレモン煮	さつまいも	40	
		レモン	10	
		砂糖	3	
		水	50	

献立のポイント

朝食

卵とじに凍り豆腐を加えることで，たんぱく質，Ca の補給に役立つ．
減塩にする場合，食べるときにみそ汁のつゆを残して工夫する．フルーツと牛乳は間食に移行させてもよい．

昼食

カレールウを使用せず，多くの野菜を用いることで脂質が控えられ，食物繊維やカリウムを摂ることができる．

夕食

鯖をから揚げにして，酢や香辛料を用いたソースで仕上げることで減塩に工夫した．

表 4-04　壮年期（30 ～ 49 歳），女性（身体活動レベル II）の献立例の栄養目標適合評価

	実施献立	栄養目標 （食事摂取基準）
エネルギー（kcal）	2,022	2,050
たんぱく質（g）	72.4	50
たんぱく質（% エネルギー）	15.2	13 ～ 20
脂肪（% エネルギー）	28.6	20 ～ 30
n-6 系脂肪酸（g）	11.3	8
n-3 系脂肪酸（g）	3.3	1.6
炭水化物（% エネルギー）	56.2	50 ～ 65
食物繊維総量（g）	21.0	21 以上
ビタミン A（μgRAE）	691	700
ビタミン B$_1$（mg）	1.23	1.1
ビタミン B$_2$（mg）	1.51	1.2
ビタミン C（mg）	175	100
食塩相当量（g）	6.4	6.5 未満
カリウム（mg）	3,416	2,600 以上
カルシウム（mg）	646	650
鉄（mg）	10.8	10.5

5 成人期の実習

(1) 壮年期（30 ～ 49 歳），女性（身体活動レベル II）の 1 日の献立を作成する（付録 excel）.

① 献立記入シート

② 栄養計算シート

③ 栄養目標充足評価シート

(2) 作成した献立を調理し試食する.

(3) 献立および調理の評価を行う（付録 excel）.

① 見た目

② おいしさ

③ 作りやすさ

④ 食材の選択（旬のものを使用しているか，値段は手ごろかなど）

⑤ 対象にふさわしいか（食形態，味付け，調理法など）

⑥ その他（感想，改善点など）

2 生活習慣病の予防を目的とした食事計画

　生活習慣病は食習慣，運動習慣，休養，喫煙，飲酒などの生活習慣がその発症，進行に関与する疾病群とされ，内臓脂肪の蓄積による肥満が高血圧，血液中の脂質異常，高血糖などを招き，高血圧症，脂質異常症，糖尿病，心疾患，脳血管疾患，悪性新生物などの疾病を惹起する．生活習慣病に由来する各種疾患は日本人の死因の上位を占めている．罹患者増加による医療費の増大が懸念され，一次予防および重症化防止のための施策が進められている．これらを十分理解し，食生活をはじめ生活習慣の改善が大切である．

1 生活習慣病の予防に役立つ献立作成の留意点

- 高血圧症……食塩を控え，野菜，果物を十分にとる
- 脂質異常症……獣鳥肉類の脂身は控え，魚類や食物繊維や抗酸化成分の多い食品をとる
- 糖尿病……主食（主に炭水化物），主菜（主にたんぱく質），副菜（主にビタミン，ミネラル，食物繊維）が整った食事を基本とする
- 心疾患，脳血管疾患……食塩を控え，野菜類，魚類を取り入れた食事をとる
- 骨粗鬆症……カルシウム，ビタミン D，たんぱく質などを十分にとる

(1) 高血圧症

　高血圧症予防のためには，エネルギー過剰に注意し肥満を防止と是正をする．塩分を控えた食事にし，食生活での工夫に心がける（1章 妊娠高血圧症候群「減塩の工夫」参照）．また，野菜・果物を積極的に取り入れカリウムの摂取を増やす．飽和脂肪酸を多く含む食品は控え，魚類を取り入れた食事を規則的にとる．

　生活面では禁煙と節酒，運動習慣を身につけ，十分な睡眠と休養に心がける．

(2) 脂質異常症

　脂質異常を予防するため，過食は控え，適度な運動を取り入れ，規則正しい生活を送ることが大切である．食事では適正なエネルギー量の食事とし，肥満を防ぐ．炭水化物を多く含む食品の摂り過ぎは，中性脂肪の増加と HDL − コレステロール低下をもたらすため，適量につとめる．飽和脂肪酸を多く含む牛肉，豚肉，鶏肉は脂肪分の少ない部位を摂取する．脂質の多い間食（ケーキ，など）を控える．抗酸化成分のビタミン C，E，β− カロテン，ポリフェノール，食物繊維を十分に摂り，アルコールや炭酸飲料などを摂り過ぎないような食事の工夫が大切である．

(3) 糖尿病

　血糖値のコントロールのため食事時間は規則的にし，個々の適正なエネルギー量で，かつ栄養バランスのよい食事が基本である．糖質はでんぷんなどの多糖類で摂り，とくに砂糖の摂り過ぎに注意する．場合によっては代用甘味料を利用してもよい．また食物繊維を多く含む海藻類，きのこ類，こんにゃくは，腸管内での糖質や脂質の吸収を遅らせ，食後の血糖上昇を緩やかにする働きがあるため積極的に摂る．塩分や飽和脂肪酸の多い食品を控えた食事が大切である．

表4-05　ごはん軽く1/2杯（80kcal）に相当する嗜好飲料，菓子類

食品名	概量	重量（g）
ビール	コップ1杯	200
日本酒	1/2合	70
梅酒	グラス1/4杯	50
焼酎（25度）	グラス1/4杯	50
焼酎（35度）	グラス1/5杯	40
ワイン	グラス1/2杯	100
ウイスキー	グラス1/6杯	35
チョコレート	板状1/4枚	15
クッキー	約2枚	15
ポテトチップス	約10枚	15
芋かりんとう	約7本	17
どら焼き	1/2個	30
炭酸飲料	コップ1杯	200
缶コーヒー（加糖）	1缶	200
アイスクリーム	1/3カップ	40

（糖尿病食事療法のための食品交換表 第7版）

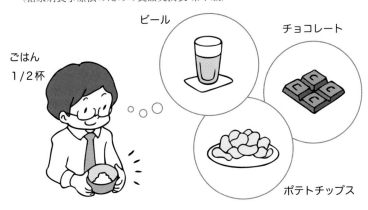

応用栄養学実習とは

妊産婦，授乳婦

新生児，乳児

幼児，学童

第4章

成人

高齢者

アスリート

(4) 心疾患，脳血管疾患

　高血圧症，脂質異常症の予防と同じく，減塩に心がけ，肥満を防ぎ，野菜，果物を積極的に摂り，飽和脂肪酸を多く含む食品は控え，魚類を取り入れた食事を規則的にとることが必要である．

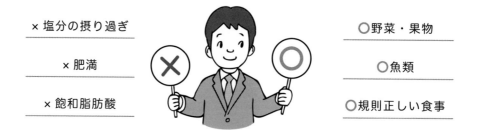

(5) 骨粗鬆症

　骨の健康維持に必要な栄養（カルシウム，ビタミンD，ビタミンK，たんぱく質など）を十分に摂取できる食事が基本となる．具体的には，カルシウムを多く含む牛乳・乳製品，小魚，野菜などを積極的に摂取し，塩分やインスタント食品を控え，バランスの取れた食事をとることが大切である．

　生活面では，適度な運動と日光に当たる習慣は骨形成を促す．また，骨密度を定期的に測定して早期発見につとめる．

表4-06　骨粗鬆症の治療時に推奨される食品，過剰摂取を避けた方がよい食品

推奨される食品	
カルシウムを多く含む食品	牛乳・乳製品，小魚，緑黄色野菜　大豆・大豆製品
ビタミンDを多く含む食品	魚類，きのこ類
ビタミンKを多く含む食品	納豆，緑色野菜
果物と野菜	
たんぱく質	肉，魚，卵，豆，牛乳・乳製品など

過剰摂取を避けた方がよい食品	
リンを多く含む食品	加工食品，一部の清涼飲料水
食　塩	
カフェインを多く含む食品	コーヒー，紅茶
アルコール	

（骨粗鬆症の予防と治療ガイドライン2015年版）

応用栄養学実習とは

妊産婦，授乳婦

新生児，乳児

幼児，学童

第4章

成人

高齢者

アスリート

② 生活習慣病予防の献立例

表4-07 骨粗鬆症予防に役立つ献立例（1品料理）

鯖のみそグラタン

材料	（g）	調理上のポイント
鯖みそ煮缶	40	① ブロッコリー，じゃがいもは食べやすい大きさに切って固めにゆでる． ② ホワイトソースを作る ③ グラタン皿に鯖みそ煮缶，①を入れてこしょうをふり，ホワイトソース，チーズをのせてオーブン220度で7〜8分，焦げ色が付くまで焼く．
ブロッコリー	20	
じゃがいも	30	
バター	4	
小麦粉	4	
牛乳	60	
塩	0.5	
こしょう	少々	
ピザ用チーズ	10	

● 1人分栄養価
- エネルギー　236 kcal
- たんぱく質　12.5 g
- 脂質　13.9 g
- 炭水化物　14.9 g
- カルシウム　224 mg
- 塩分　1.4 g

菜花のスープマリネ

材料	（g）	調理上のポイント
菜花	50	① 菜花は熱湯で茹でて半量のオリーブ油を回しかける． ② 残りのオリーブ油で薄切りのにんにくを弱火で炒め，スライスしたたまねぎとスープ，塩，こしょうで調味し火を止める．茹でた菜花に浸し，味がなじんだら器に盛り付ける．
たまねぎ	40	
にんにく	2	
オリーブ油	3	
ブイヨン	25	
塩	0.5	
こしょう	少々	

● 1人分栄養価
- エネルギー　63 kcal
- たんぱく質　2.7 g
- 脂質　3.1 g
- 炭水化物　7.1 g
- カルシウム　88 mg
- 塩分　0.6 g

小松菜としらすの和え物

材料	（g）	調理上のポイント
小松菜	70	① 小松菜は茹でて4cm位に切る．しらす干しは熱湯に通し水気を切る． ② 大根はすりおろし，水気を切る． ③ 材料を全て混ぜ合わせて盛り付ける．
大根	30	
しらす干し	10	
ポン酢しょうゆ	8	

● 1人分栄養価
- エネルギー　30 kcal
- たんぱく質　3.8 g
- 脂質　0.3 g
- 炭水化物　3.6 g
- カルシウム　149 mg
- 塩分　0.9 g

鮭缶入り豆腐ハンバーグ

材料	（g）	調理上のポイント
鮭中骨缶詰	40	① 豆腐は水切りする． ② 鮭缶詰をよくすり，豆腐，卵，ねぎのみじん切り，小麦粉を入れてよく混ぜ，成形する． ③ 油をひいたフライパンで両面焼き，しょうが醤油で食べる．
木綿豆腐	80	
卵	10	
ねぎ	10	
パン粉	10	
サラダ油	1	
しょうゆ	5	
しょうが	2	

● 1人分栄養価
- エネルギー　195 kcal
- たんぱく質　17.1 g
- 脂質　9.5 g
- 炭水化物　8.9 g
- カルシウム　162 mg
- 塩分　1.1 g

赤字はカルシウムを多く含む食品

第5章
高齢者のための献立計画と調理

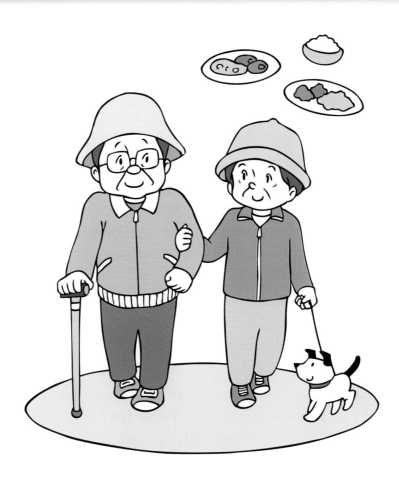

　一般的に，65歳以上を高齢期といいます．この章では，加齢に伴い，さまざまな機能が低下し始めた高齢者にとって，最適な食事とはどのようなものなのかを理解し，個人にとってふさわしい食事とはどのようなものなのかを考えていきます．

〈到達目標〉
　　□ 高齢者の食事形態の種類を理解する
　　□ 咀嚼，嚥下状態に合わせた食事が提供できる
　　□ 低栄養予防のための食事計画が作成できる

1 高齢期の食事計画

1 高齢者の生理的特徴

- 味の閾値（味の違いが判る最小値）が上昇し，味覚感受性は低下する．
- 唾液の分泌が少なくなる．
- 咀嚼，嚥下機能に低下がみられる場合がある．

　加齢とともに，体にさまざまな変化が見られるようになる．味の閾値が上昇することによる味覚感受性の低下，細胞とその内液の減少，骨量の低下，消化機能の衰えによる便秘や下痢，脱水や浮腫，BMI 値の低下などの問題が生じる．睡眠の質も衰え始め，夜間の尿意の増加，上下肢が冷えるなどの症状も見られる．また，歯の欠損，う歯などにより，食材がうまく噛めないなど咀嚼機能の低下や唾液の減少などにより食塊の形成に問題が生じると，うまく食材を飲み込めないなどの嚥下機能の低下を引き起こす．

　低栄養状態である場合には，身体活動量の不足が基礎代謝量の低下を引き起こし，さらには日常エネルギー消費量の減少を招く．その結果，食欲が不振となり，食事摂取量が減少し，そして更なる低栄養を引き起こすという負のスパイラルに陥ってしまう．その結果，おいしいと感じる食事の減少や好みの味付けに変化が見受けられる．

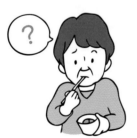

味の閾値が上昇
味覚感受性の低下

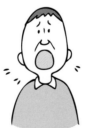

唾液の分泌が減少

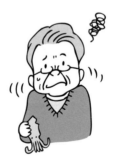

咀嚼・嚥下機能の低下

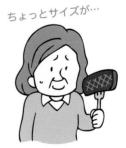

ちょっとサイズが…

食べやすい大きさ・
固さに注意

▣ 高齢期の献立作成の留意点

○ • 食べやすい大きさ，固さに注意して，献立を作成する．
○ • 個人の食事摂取状態をみて，食事提供の器，器具などに配慮する．
○ • 嗜好を配慮して，無理なく全量摂取できるような食事計画を立てる．
○ • 季節感のある献立とし，食事が楽しみとなるような配慮をする．

　食事を楽しみととらえ，おいしく楽しく食することができるような献立を作成することが重要である．フレイル予防のためにも，特にエネルギー量とたんぱく質の不足には気をつける必要がある．そのためにはまず，しっかりと喫食者に対してアセスメントを実施し，状態に合わせた食材の形（切り方），硬さ，味付けかどうか吟味し，十分に噛んで（咀嚼）飲み込む（嚥下）という一連の動作がスムーズになるような献立かどうか確認するとよい．すなわち，個人に合わせた食形態での提供を見据えた献立計画が必須である．
　次の点に注意して，献立を作成するとよい．

〈献立作成上のポイント〉
・エネルギー量，たんぱく質など，栄養素量は適正か
・食形態は喫食者に合っているか
・嗜好を配慮しているか
・食材価格は適正か
・調理工程が複雑すぎないか

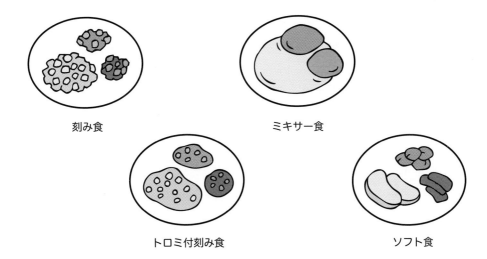

刻み食　　　　　　　　　　　　　　ミキサー食

トロミ付刻み食　　　　　　　　　　ソフト食

3 高齢期の食事摂取基準

　高齢期の食事摂取基準を**表5-01**示す．高齢者においては，過栄養だけではなく，低栄養にも注意すべきである．高齢者が要介護状態に陥る原因のひとつとして，「高齢による衰弱」があり，低栄養との関連が高いとされている．BMIを把握し，対象者に合ったエネルギー量を算出すべきである．腎臓機能が低下した高齢者でない限り，十分なたんぱく質を摂取することが重要である．たんぱく質の摂取が少ないと，筋力の低下につながる恐れがある．ビタミンDは，カルシウム代謝，骨代謝に密接にかかわっており，とくに高齢者の場合は骨粗鬆症との関連が注目されている．そのため，ビタミンDを十分に摂取することが望まれる．ビタミンCは，皮膚やコラーゲンの合成に必須である．ビタミンCが欠乏すると，コラーゲン合成ができないため，血管がもろくなり，出血傾向になるため，注意が必要である．亜鉛の欠乏は，味覚障害，認知機能障害などを引き起こす．不足にならないような配慮が必要である．

表5-01　高齢期の食事摂取基準

年齢 (歳)	推定エネルギー必要量 (kcal/日)						たんぱく質 (g/日)				
	男性			女性			推定平均必要量		推奨量		目標量 (%エネルギー)
	I	II	III	I	II	III	男性	女性	男性	女性	
65〜74	2,050	2,400	2,750	1,550	1,850	2,100	50	40	60	50	15〜20
75以上	1,800	2,100	–	1,400	1,650	–					

年齢 (歳)	脂質 (%エネルギー)	n-6系脂肪酸 (g/日)		n-3系脂肪酸 (g/日)		炭水化物 (%エネルギー)
	目標量	目安量		目安量		目標量
		男性	女性	男性	女性	
65〜74	20〜30	9	7	2.2	2.0	50〜65
75以上		8		2.1	1.8	

年齢 (歳)	ビタミンA (μgRAE/日)					ビタミンD (μg/日)		ビタミンE (mg/日)				ビタミンK (μg/日)
	推定平均必要量		推奨量		耐容上限量	目安量	耐容上限量	目安量		耐容上限量		目安量
	男性	女性	男性	女性				男性	女性	男性	女性	
65〜74	650	500	850	700	2,700	8.5	100	7.0	6.5	850	650	150
75以上	550	450	800	650				6.5		750		

年齢 (歳)	ビタミンB₁ (mg/日)				ビタミンB₂ (mg/日)				ビタミンC (mg/日)	
	推定平均必要量		推奨量		推定平均必要量		推奨量		推定平均必要量	推奨量
	男性	女性	男性	女性	男性	女性	男性	女性		
65〜74	1.1	0.9	1.3	1.1	1.2	1.0	1.5	1.2	80	100
75以上	1.0	0.8	1.2	0.9	1.1	0.9	1.3	1.0		

年齢 (歳)	カルシウム (mg/日)					マグネシウム (mg/日)				カリウム (mg/日)			
	推定平均必要量		推奨量		耐容上限量	推定平均必要量		推奨量		目安量		目標量	
	男性	女性	男性	女性		男性	女性	男性	女性	男性	女性	男性	女性
65〜74	600	550	750	650	2,500	290	230	350	280	2,500	2,000	3,000	2,600
75以上			700			270	220	320	260	2,500	2,000	3,000	2,600

年齢 (歳)	鉄 (mg/日)						亜鉛 (mg/日)					
	推定平均必要量		推奨量		耐容上限量		推定平均必要量		推奨量		耐容上限量	
	男性	女性	男性	女性	男性	女性	男性	女性	男性	女性	男性	女性
65〜74	6.0	5.0	7.5	6.0	50	40	9	7	11	8	40	35
75以上			7.0						10			

応用栄養学実習とは

妊産婦，授乳婦

新生児，乳児

幼児，学童

成人

第5章

高齢者

アスリート

4 高齢期の献立例

表5-02 高齢期（65～74歳）の女性（身体活動レベルⅠ）の献立例

区分	献立名	食品名	1人当数量 (g)	備考
朝食	軟飯	精白米	60	
	高野豆腐の卵とじ	鶏卵	50	
		凍り豆腐 乾	8	
		たまねぎ	20	
		生しいたけ	10	
		さやえんどう	5	
		うすくちしょうゆ	3	
		上白糖	2	
		みりん	2	
		だし汁	80	
	しらすおろし	大根	40	
		しらす干し 微乾燥品	10	
		ぽん酢しょうゆ	3	
	なすの味噌汁	なす	20	
		油揚げ	3	
		葉ねぎ	3	
		みそ	6	
		だし汁	120	
	グリーンスムージー	ヨーグルト ドリンクタイプ 加糖	150	
		こまつな 葉	50	
		バナナ	30	
		レモン 果汁	15	
昼食	山菜かけそば	日本そば ゆで	180	
		なめこ 生	20	
		わらび 水煮	20	
		かまぼこ	10	
		葉ねぎ	5	
		だし汁	180	
		こいくちしょうゆ	6	
		みりん	5	
	桜えびのかき揚げ	さくらえび 煮干し	5	
		たまねぎ	10	
		根みつば	5	
		にんじん	10	
		薄力粉	20	
		鶏卵	20	
		水	30	
		調合油	12	
	ほうれんそうの磯和え	ほうれんそう	50	
		焼きのり	0.5	
		こいくちしょうゆ	2	

区分	献立名	食品名	1人当数量 (g)	備考
間食	おはぎ	つぶあん	30	
		もち米	100	
	お茶	せん茶	200	
夕食	軟飯	精白米	60	
	煮込みハンバーグ	合挽肉	60	
		たまねぎ	15	
		鶏卵	10	
		パン粉 乾燥	3	
		普通牛乳	15	
		食塩	0.1	
		こしょう	0.1	
		ナツメグ 粉	0.2	
		調合油	2	
		固形ブイヨン	0.5	
		水	50	
		デミグラスソース	20	
		まいたけ	20	
		ブロッコリー	15	
	かぼちゃの煮物	かぼちゃ	80	
		だし汁	80	
		うすくちしょうゆ	2	
		上白糖	5	
		みりん	3	
		さやえんどう	4.9	
	鮭とはくさいのかす汁	鮭	20	
		酒かす	5	
		淡色辛みそ	4	
		だし汁	100	
		はくさい	20	
		葉ねぎ	5	
	季節の果物	りんご	50	

献立のポイント

- ・ご飯は軟飯（お米に対して，2～2.5倍の水で炊く）にすることで食べやすくなります．
- ・唾液の分泌低下により食塊形成が困難となります．水分量を意識した食材選定や調理を行いましょう．
- ・水分でむせやすい場合は，とろみをつけて食べやすくしましょう．
- ・歯牙の欠損により咀嚼力が低下します．固い野菜は，繊維を断ち切るように切る，薄く切る，また，肉はひき肉を使う，隠し包丁を入れることで食べやすくなります．
- ・水分とともに食物繊維をしっかり摂ることで便秘を予防しましょう．
- ・乳製品，小魚などからカルシウム，ビタミンDを積極的に摂りましょう．
- ・減塩でも香り，風味，うまみを生かして食欲をUPさせましょう．

表5-03 高齢期（65〜74歳）の女性（身体活動レベルⅠ）の献立例の栄養目標適合評価

	実施献立	栄養目標 （食事摂取基準）
エネルギー（kcal）	1,741	1,550
たんぱく質（g）	74.8	50
たんぱく質（%エネルギー）	17.1	15〜20
脂肪（%エネルギー）	23.3	20〜30
n-6系脂肪酸（g）	9.6	7
n-3系脂肪酸（g）	1.9	2.0
炭水化物（%エネルギー）	59.6	50〜65
食物繊維総量（g）	23.4	17
ビタミンA（μgRAE）	852	550
ビタミンD（μg）	12.0	8.5
ビタミンB$_1$（mg）	0.94	1.10
ビタミンB$_2$（mg）	1.34	1.20
ビタミンC（mg）	122	100
食塩相当量（g）	6.2	6.5 未満
カリウム（mg）	2,965	2,600
カルシウム（mg）	699	650
鉄（mg）	11.0	6.0
亜鉛（mg）	9.2	8.0

5 高齢期の実習

（1）高齢期の1日の献立を作成する（付録 excel）.

① 献立記入シート

② 栄養計算シート

③ 栄養目標充足評価シート

（2）作成した献立を調理し試食する.

（3）献立および調理の評価を行う（付録 excel）.

① 見た目

② おいしさ

③ 作りやすさ

④ 食材の選択（旬のものを使用しているか，値段は手頃かなど）

⑤ 対象にふさわしいか（食形態，味付け，調理法など）

⑥ その他（感想，改善点など）

2　咀嚼・嚥下障害がある場合の食事計画

1 咀嚼・嚥下障害がある場合の生理的特徴

　歯の欠損，噛み合わせの不適合，唾液量の分泌量の減少，脳疾患の後遺症，認知症など
で，咀嚼・嚥下困難に陥る場合も少なくない．その場合，多くは摂取量不足になり，低栄
養をもたらす原因となる．

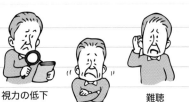

- 歯の欠損
- 骨量および筋肉量の低下
- 体内水分量の低下と体脂肪の増加
- 視力の低下（白内障など）
- 消化液分泌量の低下
- 難　聴

視力の低下　　　　　　　　　難聴
消化液分泌量の低下

2 食事介助について

　脳疾患の後遺症，視力の衰え，認知症などにより，食事介助が必要な高齢者も見受けら
れる．食事摂取量が確保できるよう場合によっては，食事介助をする必要がある．

食事介助のポイント

　まずは，しっかりと座っていることができるよう座位を確保することが重要である．時間とともに傾いて
しまう場合などには，背もたれの高い椅子，クッションなどを使うことが望ましい．食事前には，嚥下体操
やアイスマッサージなどのウォーミングアップがあると誤嚥しにくい．また，食事介助に使用するスプーン
は，小さめのもので，くりの浅いものが使用しやすい．一口に食べる量は多すぎても，少なすぎても不都合
があるため，対象者の適量を見極める必要がある．何を食べているのか食事内容を声掛けしつつ，高齢者が
疲れないように，長くても 30 分以内に食事を終えるようにするとよい．

〈アイスマッサージ棒の作り方〉

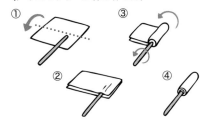

①～④：カットした綿を割り箸に巻きつける．
⑤～⑦：水を含ませ，軽くしぼってから凍らせる．

応用栄養学実習とは

妊産婦，授乳婦

新生児，乳児

幼児，学童

成人

第 5 章

高齢者

アスリート

3 咀嚼・嚥下障害がある場合の献立作成の留意点

- 咀嚼・嚥下状態に合わせた食事形態で食事を提供する.
- 料理がわかりやすいような食器の選定.
- 食べやすい器具の選定.
- おいしく食べることができるような食事環境の設定.
- 料理に合わせて増粘剤の選択をする.

　刻み食，とろみ付き食，ミキサー食など，状態に応じた硬さでの食事提供が必要となる．硬い食品は，繊維が短くなるように切り，隠し包丁やゆでる時間を長めにするなどの工夫が必要である．たんぱく源である肉や魚は，焼くと硬くなるので，蒸す，煮る調理方法を選択する，圧力鍋を使用するなどで対応する．炭水化物などの比較的軟らかい食品は，摂取しやすいが，たんぱく質，食物繊維，ビタミン，ミネラルなどは不足しがちになるため，配慮が必要である．水分を増加させ増粘剤を使用した場合は量が増えるため，胃が委縮している高齢者にとっては負担が大きい場合もある．食事回数を多くする，嗜好を把握し好みの味付けで食欲を増進させる，少量で栄養価をとれるような工夫などが必要である．また，身体活動レベルの低下に伴い，水分摂取量の減少も見られるため，脱水にならないよう水分補給も大切である．場合によっては，栄養補助食品も活用するとよい．
　嚥下食に使用するとろみは，食材によって使い分ける必要がある．

ゼラチン	原材料は，豚の骨や皮であり，粉状が主流．酵素を含むパイナップルなどは，固まらないので注意する．体温で溶けるので，嚥下食に適している．
寒天	原材料は海藻．食物繊維が豊富である．沸騰させないと溶けない．濃度が高すぎると硬くなるので，注意が必要．
でんぷん	原材料はジャガイモが主流．水に溶いて，加熱する．熱いものを熱いままとろみをつけることができる．
増粘剤	各種，多種市販されている．無味無臭で，料理の味を損ねないように工夫されている．ペースト状になるまでの時間などに，それぞれ違いがある．

4 高齢者の食事摂取基準

　表 5-01 を参照.

5 咀嚼・嚥下障害がある場合の展開献立例

　喫食者の食事摂取状況をよく観察し，提供する必要あり．主食が米飯からかゆなどへ変更する場合やミキサー使用時には，水分が増えるため，エネルギーが減少しがちになるので注意が必要．場合によっては，酵素を加えるなどの対応も考慮する．硬い食品は，代替品に変更する．

表5-04　咀嚼・嚥下障害がある場合の展開献立例

高齢者				嚥下障害（軽度）			嚥下障害（重度）		
区分	献立名	食品名	1人当数量(g)	食品名	1人当数量(g)	備考	食品名	1人当数量(g)	備考
朝食	軟飯	精白米	60	全粥	200		ミキサー粥	200	
							調整剤		
	高野豆腐の卵とじ	鶏卵	50	鶏卵	50	半熟に仕上げる	鶏卵	50	
		凍り豆腐 乾	8	焼き麩 乾	5		焼き麩 乾	5	
		たまねぎ	20	たまねぎ	20		たまねぎ	20	
		生しいたけ	10	生しいたけ	10	野菜は刻む	生しいたけ	10	
		さやえんどう	5	ほうれんそう	20		ほうれんそう	5	完成品をミキサーにかける
		うすくちしょうゆ	3	うすくちしょうゆ	3		うすくちしょうゆ	3	
		上白糖	2	上白糖	2		上白糖	2	
		みりん	2	みりん	2		みりん	2	
		だし汁	80	だし汁	80		だし汁	80	
	しらすおろし	だいこん	40	だいこん	40		だいこん	40	完成品をミキサーにかける
		しらす干し	10	しらす干し	10		しらす干し	10	
		ぽん酢しょうゆ	3	ぽん酢しょうゆ	3		ぽん酢しょうゆ	3	
	なすの味噌汁	なす	20	皮むきなす	20		皮むきなす	20	
		油揚げ	3	油揚げ	3				
		葉ねぎ	3	葉ねぎ	3				完成品をミキサーにかける
		みそ	6	みそ	6		みそ	6	
		だし汁	120	だし汁	120		だし汁	120	
				調整剤	120	汁にとろみ	調整剤	120	汁にとろみ
	グリーンスムージー	ヨーグルト 加糖	150	ヨーグルト 加糖	150		ヨーグルト 加糖	150	
		こまつな 葉	50	こまつな 葉	50		こまつな 葉	50	
		バナナ	30	バナナ	30		バナナ	30	
		レモン 果汁	15	レモン 果汁	15		レモン 果汁	15	
							調整剤		
昼食	山菜かけそば	日本そば ゆで	180	日本そば ゆで	180		日本そば ゆで	150	
		なめこ 生	20	やまいも	40		やまいも	40	
		わらび 水煮	20			そばを柔らかくゆでる			それぞれミキサーにかける
		かまぼこ	10	白はんぺん	20		白はんぺん	20	
		葉ねぎ	5	葉ねぎ	5		葉ねぎ	5	
		だし汁	180	だし汁	180	とろろそばへ変更	だし汁	180	
		こいくちしょうゆ	6	こいくちしょうゆ	6		こいくちしょうゆ	6	
		みりん	5	みりん	5		みりん	5	
				調整剤		汁にとろみ	調整剤		汁にとろみ
	桜えびのかき揚げ	桜えび 素干し	5	桜えび 素干し	5		桜えび 素干し	5	
		たまねぎ	10	たまねぎ	10				
		根みつば	5	根みつば	5	具材を刻んでかき揚げにする			
		にんじん	10	にんじん	10				粉末にしてとろろに混ぜる
		薄力粉	20	薄力粉	20				
		鶏卵	20	鶏卵	20	食べるときには汁に浸す			
		水	30	水	30				
		調合油	12	調合油	12				
	ほうれんそうの磯和え	ほうれんそう	50	ほうれんそう 葉	50		ほうれんそう 葉	50	
		焼きのり	0.5	焼きのり	0.5	葉のみを柔らかくゆでる	焼きのり	0.5	ミキサーにかける
		こいくちしょうゆ	2	こいくちしょうゆ	2		こいくちしょうゆ	2	
間食	おはぎ	つぶあん	30	つぶあん	20		こしあん	30	
		もち米	20	牛乳	100	ミルクくずもちへ変更	牛乳	100	ミルクくずもちしるこ風
				片栗粉	15		片栗粉	15	
				黒みつ	15				
	お茶	せん茶	200	せん茶	200	お茶にとろみ	せん茶	200	
				調整剤			調整剤		

区分	献立名	高齢者			嚥下障害（軽度）			嚥下障害（重度）		
		食品名	1人当数量（g）		食品名	1人当数量（g）	備考	食品名	1人当数量（g）	備考
夕食	軟飯	精白米	60		全粥	200		ミキサー粥	200	
								調整剤		
	煮込みハンバーグ	合挽肉	60		合挽肉	60		合挽肉	60	ミキサーにかける
		たまねぎ	15		たまねぎ	15		たまねぎ	15	
		鶏卵	10		鶏卵	10		鶏卵	10	
		パン粉 乾燥	3		パン粉 乾燥	3		パン粉 乾燥	3	
		普通牛乳	15		普通牛乳	15		普通牛乳	15	
		食塩	0.1		食塩	0.1		食塩	0.1	
		こしょう	0.1		こしょう	0.1		こしょう	0.1	
		ナツメグ 粉	0.2		ナツメグ 粉	0.2		ナツメグ 粉	0.2	
		調合油	2		調合油	2		調合油	2	
		固形ブイヨン	0.5		固形ブイヨン	0.5		固形ブイヨン	0.5	
		水	50		水	50		水	50	
		デミグラスソース	20		デミグラスソース	20		デミグラスソース	20	
		まいたけ	20		まいたけ	20	刻む	まいたけ	20	
		ブロッコリー	15		ブロッコリー	15	刻む	ブロッコリー	15	
	かぼちゃの煮物	かぼちゃ	80		かぼちゃ	80		かぼちゃ	80	ミキサーにかける
		だし汁	80		だし汁	80		だし汁	80	
		うすくちしょうゆ	2		うすくちしょうゆ	2		うすくちしょうゆ	2	
		上白糖	5		上白糖	5		上白糖	5	
		みりん	3		みりん	3		みりん	3	
		さやえんどう	5		さやえんどう	5	刻む			
	鮭とはくさいのかす汁	鮭	20		鮭	20		鮭	20	ミキサーにかける
		酒かす	5		酒かす	5		酒かす	5	
		淡色辛みそ	4		淡色辛みそ	4		淡色辛みそ	4	
		だし汁	100		だし汁	100		だし汁	100	
		はくさい	20		はくさい	20		はくさい	20	
		葉ねぎ	5		葉ねぎ	5				
					調整剤		汁にとろみ	調整剤		汁にとろみ
	季節の果物	りんご	50		りんご	50	すりおろす	りんごゼリー	80	

表5-05 高齢期（嚥下困難）の展開献立例の栄養目標適合評価

	実施献立		栄養目標
	軽度	重度	（食事摂取基準）
エネルギー（kcal）	1,664	1,378	1,500
たんぱく質（g）	72.4	66.9	50
たんぱく質（%エネルギー）	17.4	19.4	15〜20
脂肪（%エネルギー）	24.7	20.2	20〜30
n-6系脂肪酸（g）	8.2	3.6	7
n-3系脂肪酸（g）	1.8	0.9	1.9
炭水化物（%エネルギー）	57.9	60.4	50〜65
食物繊維総量（g）	22.3	20.1	17
ビタミンA（μgRAE）	976	859	650
ビタミンD（μg）	12.1	11.4	8.5
ビタミンB$_1$（mg）	0.96	0.89	0.9
ビタミンB$_2$（mg）	1.46	1.37	1.1
ビタミンC（mg）	126	123	100
食塩相当量（g）	6.2	6.1	7.0未満
カリウム（mg）	3,443	3,187	2,000
カルシウム（mg）	792	751	650
鉄（mg）	9.9	9.0	6.0
亜鉛（mg）	8.7	8.0	8

6 咀嚼・嚥下障害がある場合の実習

(1) 高齢期の１日の献立をもとに，展開して作成する（付録 excel）.

① 献立記入シート

② 栄養計算シート

③ 栄養目標充足評価シート

(2) 作成した献立を調理し試食する.

(3) 献立および調理の評価を行う（付録 excel）.

① 見た目

② おいしさ

③ 作りやすさ

④ 食材の選択（旬のものを使用しているか，値段は手頃かなど）

⑤ 対象にふさわしいか（食形態，味付け，調理法など）

⑥ その他（感想，改善点など）

応用栄養学実習とは

妊産婦，授乳婦

新生児，乳児

幼児，学童

成人

第5章

高齢者

アスリート

第6章
アスリートのための献立計画と調理

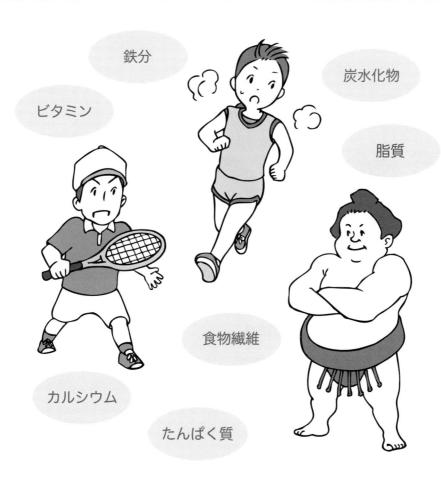

アスリートにとって食事は体の材料であり，運動中のエネルギー源です．競技にはそれぞれパフォーマンスに有利な体型，必要な体力があります．また，トレーニング方法，試合の時間，時期も異なります．競技の特性を知り，選手のニーズに合った献立作成を学びましょう．

〈到達目標〉
　　□ 各競技に有利な体型や体力がわかる
　　□ 各選手の体型や競技に応じた献立作成ができる
　　□ 体づくり期と試合期それぞれに応じた献立が作成できる

1 スポーツ栄養

1 スポーツ栄養の特徴

　スポーツとは，より速く，より高く，より遠くを目指して可能性へ挑戦する身体活動である．スポーツにおける栄養の役割は，アスリートの体力の増強と体力を基礎としたパフォーマンスの向上である．競技によって，瞬発力，持久力，その両方を必要とするものがある．また，体重は重い方が有利な場合や，軽い方が有利な場合もある．選手の競技に合った身体づくりや体力づくりをサポートする．

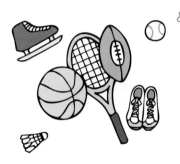
どんな食事がいいかなぁ
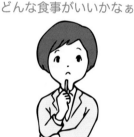
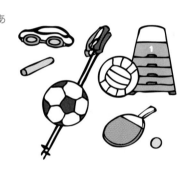

2 アスリートの献立作成の留意点

　各種競技にはシーズン（試合期，練習期）とオフシーズン（オフ期）がある．オフ期には自主トレーニングや体づくりを行うため，筋肉，骨，血液成分の素となるたんぱく質，鉄，カルシウムなどの摂取を心掛ける必要がある．練習期や試合期には，多くのエネルギーや体の修復に必要な糖質，ビタミンB群，たんぱく質などを十分摂取できる献立を作成することが重要である．

　塩分については，汗からの損失を考慮し多めに設定することが推奨される．競技によっては体重コントロールが重要になるため，脂質や総エネルギー量にも留意する必要がある．過度な運動後は食欲が低下するため，選手の食べ物の好みを考慮し，味付け，盛り付けなどを工夫して，少しでもおいしく食べてもらえるようにすることも大切である．

応用栄養学実習とは

妊産婦，授乳婦

新生児，乳児

幼児，学童

成人

高齢者

第6章

アスリート

③ アスリートのエネルギー別栄養素の目標量

　アスリートのエネルギー別栄養素の目標量を**図6-01**に示す．また，推定エネルギー必要量を，除脂肪体重と種目別PAL（**表6-01**）を用いて算出することもできる．

表6-01　種目系分類別PAL

種目カテゴリー	オフ期	トレーニング期
持久系	1.75	2.50
瞬発系	1.75	2.00
球技系	1.75	2.00
その他	1.50	1.75

推定エネルギー必要量＝28.5kcal×除脂肪体重(kg)×種目別PAL

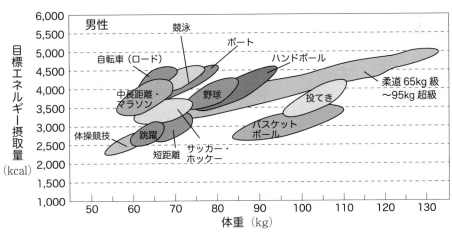

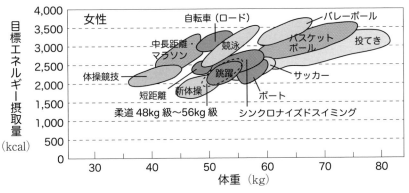

図6-01　種目別目標エネルギー摂取量

表6-02 アスリートのエネルギー別栄養素の目標量

栄養素 （算定基礎）	4,500 kcal	3,500 kcal	2,500 kcal	1,600 kcal
たんぱく質（g） （エネルギー比率）	150 （13%）	130 （15%）	95 （15%）	80 （20%）
脂質（g） （エネルギー比率）	150 （30%）	105 （27%）	70 （25%）	45 （25%）
炭水化物（g） （エネルギー比率）	640 （57%）	500 （58%）	370 （60%）	220 （55%）
カルシウム（mg） （目安量を適用）	1,000 〜 1,500	1,000 〜 1,200	900 〜 1,000	700 〜 900
鉄（mg） （推奨量の 15 〜 20% 増）	15 〜 20	10 〜 15	10 〜 15	10 〜 15
ビタミン A（μgRE）* （推奨量の 20% 増）	1,000	900	900	700
ビタミン B_1（mg） （0.6 〜 0.8mg/1,000kcal）	2.7 〜 3.6	2.1 〜 2.8	1.5 〜 2.0	1.0 〜 1.3
ビタミン B_2（mg） （0.6 〜 0.8mg/1,000kcal）	2.7 〜 3.6	2.1 〜 2.8	1.5 〜 2.0	1.0 〜 1.3
ビタミン C（mg）	100 〜 200	100 〜 200	100 〜 200	100 〜 200
食物繊維総量（g） （8 〜 10g/1,000kcal）	36 〜 45	28 〜 35	20 〜 25	13 〜 16

＊ RE：レチノール当量

（（財）日本体育協会スポーツ医・科学専門委員会 監修, 小林 修平, 樋口 満 編「アスリートのための栄養・食事ガイド」第一出版, 2007）

4 アスリートの献立

(1) 種目の特性

　表6-01 および図6-01 に示す通り，種目によって必要な栄養素量は異なる．概ね，瞬発力を要する競技より，持久力を要する競技の方が体重に対するエネルギー必要量が多くなる．ハンドボールのように，瞬発力と持久力の両方を要する球技系の種目は，その中間である．また，試合時間の長い競技ではエネルギー代謝を促進するビタミンB群の摂取も重要である．

(2) アスリートの献立例

表6-03 20歳男子，除脂肪体重73kg，ハンドボール選手，試合期の献立例

区分	献立名	食品名	1人当数量 (g)	備考
朝食	ハニートースト	食パン	140	
		バター	80	
		はちみつ	30	
	ハムエッグ	鶏卵	100	
		豚・ハム・ロース	30	
		調合油	5	
		食塩	0.2	
		こしょう・黒，粉	0.02	
	サラダ	ブロッコリーゆで	30	
		マヨネーズ	10	
	オニオンスープ	たまねぎ	30	
		じゃがいも	30	
		ベーコン	40	
		水	180	
		コンソメ	2.5	
		食塩	0.2	
		こしょう・黒，粉	0.02	
	ミルクココア	牛乳	250	
		ココア	40	
	りんご	りんご	50	
昼食	ごはん	米・精白米（水稲）	120	
	豚肉の生姜焼き	豚・もも・脂身つき・生	150	
		料理酒	10	
		本みりん	10	
		こいくちしょうゆ	10	
		しょうが	15	
		薄力粉/1等	15	
		調合油	5	
	サラダ	ミニトマト	30	
		キャベツ	100	
		穀物酢	10	
		上白糖	3	
		こいくちしょうゆ	3	
		レモン汁	3	
	柿と水菜のサラダ	水菜	30	
		柿	30	
		大根	30	
		穀物酢	15	
		上白糖	5	
		こいくちしょうゆ	5	
		ごま油	5	
	味噌汁	木綿豆腐	50	
		乾燥わかめ	2	
		出汁	180	
		味噌	20	
	かぼちゃのクリームチーズケーキ	西洋かぼちゃ	25	
		クリームチーズ	15	
		ヨーグルト，全脂無糖	30	
		卵類/鶏卵/全卵/生	15	
		上白糖	7	
		薄力粉/1等	10	
	ミルクティー	普通牛乳	150	
		紅茶	150	

区分	献立名	食品名	1人当数量 (g)	備考
間食	おにぎり	米・精白米（水稲）	120	
		焼き鮭	10	
		うめぼし	10	
		食塩	0.4	
	お茶	緑茶	300	
夕食	ごはん	米・精白米（水稲）	120	
	アジフライ	アジフライ	100	
		ウスターソース	20	
	サラダ	キャベツ	100	
		人参	20	
		スイートコーン	15	
		穀物酢	10	
		上白糖	3	
		こいくちしょうゆ	3	
		オリーブ油	3	
	三色お浸し	ほうれんそう	25	
		緑豆もやし	20	
		にんじん	15	
		ごま，いり	8	
		料理酒	5	
		本みりん	5	
		こいくちしょうゆ	5	
		だし汁	5	
		上白糖	3	
	根菜汁	さつまいも，皮つき	40	
		ごぼう	20	
		板こんにゃく	20	
		ぶなしめじ	20	
		根深ねぎ	10	
		だし汁	180	
		料理酒	3	
		こいくちしょうゆ	3	
		食塩	1	
	みかん	うんしゅうみかん	75	

献立のポイント

　試合中スタミナがきれないように，糖質およびその燃焼を助けるビタミンB₁を十分摂取できる献立にした．また，筋力を必要とする競技であるため，たんぱく質は多めに設定した．疲労により食欲が低下するため，生姜焼きやフライなど，対象に好まれる料理にした．

表6-04　アスリートの献立例の栄養目標充足評価

	実施献立	栄養目標
エネルギー（kcal）	4,084	4,000
たんぱく質（g） （％エネルギー）	155 （15％）	140 （14％）
脂質（g） （％エネルギー）	131 （29％）	130 （29％）
炭水化物（g） （％エネルギー）	591 （56％）	570 （57％）
カルシウム（mg） （目安量を適用）	1,311	1,000〜1,350
鉄（mg） （推奨量の15〜20％増）	17	13〜18
ビタミンA（μgRAE）* （推奨量の20％増）	1,119	950
ビタミンB$_1$（mg） （0.6〜0.8mg/1,000kcal）	3.1	2.4〜3.2
ビタミンB$_2$（mg） （0.6〜0.8mg/1,000kcal）	2.7	2.4〜3.2
ビタミンC（mg）	256	100〜200
食物繊維総量（g） （8〜10g/1,000kcal）	35	32〜40

5 スポーツ栄養の実習

（1）アスリートの献立を作成する（付録excel）.

① 献立記入シート

② 栄養計算シート

③ 栄養目標充足評価シート

（2）作成した献立を調理し試食する.

（3）献立および調理の評価を行う（付録excel）.

① 見た目

② おいしさ

③ 作りやすさ

④ 食材の選択（旬のものを使用しているか，値段は手ごろかなど）

⑤ 対象にふさわしいか（食形態，味付け，調理法など）

⑥ その他（感想，改善点など）

巻末資料

- 日本人の食事摂取基準 2020 年版
- その他の資料

● 日本人の食事摂取基準 2020 年版

● その他の資料

日本人の食事摂取基準 2020 年版

付表 1　参照体位と基礎代謝量

1-1 参照体位（参照身長，参照体重）[1]

性　別	男　性		女　性[2]	
年齢等	参照身長（cm）	参照体重（kg）	参照身長（cm）	参照体重（kg）
0〜 5（月）	61.5	6.3	60.1	5.9
6〜11（月）	71.6	8.8	70.2	8.1
6〜 8（月）	69.8	8.4	68.3	7.8
9〜11（月）	73.2	9.1	71.9	8.4
1〜 2（歳）	85.8	11.5	84.6	11.0
3〜 5（歳）	103.6	16.5	103.2	16.1
6〜 7（歳）	119.5	22.2	118.3	21.9
8〜 9（歳）	130.4	28.0	130.4	27.4
10〜11（歳）	142.0	35.6	144.0	36.3
12〜14（歳）	160.5	49.0	155.1	47.5
15〜17（歳）	170.1	59.7	157.7	51.9
18〜29（歳）	171.0	64.5	158.0	50.3
30〜49（歳）	171.0	68.1	158.0	53.0
50〜64（歳）	169.0	68.0	155.8	53.8
64〜74（歳）	165.2	65.0	152.0	52.1
75 以上　（歳）	160.8	59.6	148.0	48.8

1　0〜17歳は，日本小児内分泌学会・日本成長学会合同標準値委員会による小児の体格評価に用いる身長，体重の基準値を基に，年齢区分に応じて，当該月齢および年齢区分の中央時点における中央値を引用した．ただし，公表数値が年齢区分と合致しない場合は，同様の方法で算出した値を用いた．18歳以上は，平成28年国民健康・栄養調査における当該の性および年齢区分における身長・体重の中央値を用いた．
2　妊婦，授乳婦を除く

1-2 参照体重における基礎代謝量

性 別	男 性			女 性		
年齢 (歳)	基礎代謝基準値 (kcal/kg 体重 /日)	参照 体重 (kg)	基礎代謝量 (kcal/日)	基礎代謝基準値 (kcal/kg 体重 /日)	参照 体重 (kg)	基礎代謝量 (kcal/日)
1 〜 2	61.0	11.5	700	59.7	11.0	660
3 〜 5	54.8	16.5	900	52.2	16.1	840
6 〜 7	44.3	22.2	980	41.9	21.9	920
8 〜 9	40.8	28.0	1,140	38.3	27.4	1,050
10 〜 11	37.4	35.6	1,330	34.8	36.3	1,260
12 〜 14	31.0	49.0	1,520	29.6	47.5	1,410
15 〜 17	27.0	59.7	1,610	25.3	51.9	1,310
18 〜 29	23.7	64.5	1,530	22.1	50.3	1,110
30 〜 49	22.5	68.1	1,530	21.9	53.0	1,160
50 〜 64	21.8	68.0	1,480	20.7	53.8	1,110
64 〜 74	21.6	65.0	1,400	20.7	52.1	1,080
75 以上	21.5	59.6	1,280	20.7	48.8	1,010

1-3 目標とする BMI の範囲 (18 歳以上)[1,2]

年齢 (歳)	目標とする BMI (kg/m^2)
18 〜 49	18.5 〜 24.9
50 〜 64	20.0 〜 24.9
64 〜 74[3]	21.5 〜 24.9
75 以上[4]	21.5 〜 24.9

1 男女共通. あくまでも参考として使用すべきである.
2 観察疫学研究において報告された総死亡率が最も低かった BMI を基に, 疾患別の発症率と BMI の関連, 死因と BMI との関連, 喫煙や疾患の合併による BMI や死亡リスクへの影響, 日本人の BMI の実態に配慮し, 総合的に判断し目標とする範囲を設定.
3 高齢者では, フレイルの予防および生活習慣病の発症予防の両者に配慮する必要があることも踏まえ, 当面目標とする BMI の範囲を 21.5 〜 24.9kg/m^2 とした.

付表 2 エネルギー

2-1 推定エネルギー必要量（kcal/日）

性　別	男　性			女　性		
身体活動レベル[1]	I	II	III	I	II	III
0〜 5（月）	—	550	—	—	500	—
6〜 8（月）	—	650	—	—	600	—
9〜11（月）	—	700	—	—	650	—
1〜 2（歳）	—	950	—	—	900	—
3〜 5（歳）	—	1,300	—	—	1,250	—
6〜 7（歳）	1,350	1,550	1,750	1,250	1,450	1,650
8〜 9（歳）	1,600	1,850	2,100	1,500	1,700	1,900
10〜11（歳）	1,950	2,250	2,500	1,850	2,100	2,350
12〜14（歳）	2,300	2,600	2,900	2,150	2,400	2,700
15〜17（歳）	2,500	2,800	3,150	2,050	2,300	2,550
18〜29（歳）	2,300	2,650	3,050	1,700	2,000	2,300
30〜49（歳）	2,300	2,700	3,050	1,750	2,050	2,350
50〜64（歳）	2,200	2,600	2,950	1,650	1,950	2,250
65〜74（歳）	2,050	2,400	2,750	1,550	1,850	2,100
75 以上　（歳）[2]	1,800	2,100	—	1,400	1,650	—
妊婦（付加量）[3]　　初期 中期 後期				+ 50 +250 +450	+ 50 +250 +450	+ 50 +250 +450
授乳婦（付加量）				+350	+350	+350

1　身体活動レベルは，低い，ふつう，高いの3つのレベルとして，それぞれ I，II，III で示した．

2　レベル II は自立している者，レベル I は自宅にいてほとんど外出しない者に相当する．レベル I は高齢者施設で自立に近い状態で過ごしている者にも適用できる値である．

3　妊婦個々の体格や妊娠中の体重増加量および胎児の発育状況の評価を行うことが必要である．

注1：活用に当たっては，食事摂取状況のアセスメント，体重および BMI の把握を行い，エネルギーの過不足は，体重の変化または BMI を用いて評価すること．

注2：身体活動レベル I の場合，少ないエネルギー消費量に見合った少ないエネルギー摂取量を維持することになるため，健康の保持・増進の観点からは，身体活動量を増加させる必要がある．

2-2 身体活動レベル別にみた活動内容と活動時間の代表例

身体活動レベル[1]	低い（Ⅰ）	ふつう（Ⅱ）	高い（Ⅲ）
	1.50 （1.40～1.60）	1.75 （1.60～1.90）	2.00 （1.90～2.20）
日常生活の内容[2]	生活の大部分が座位で，静的な活動が中心の場合	座位中心の仕事だが，職場内での移動や立位での作業・接客等，通勤・買い物での歩行，家事，軽いスポーツ，のいずれかを含む場合	移動や立位の多い仕事への従事者，あるいは，スポーツ等余暇における活発な運動習慣をもっている場合
中程度の強度（3.0～5.9メッツ）の身体活動の1日当たりの合計時間（時間／日）[3]	1.65	2.06	2.53
仕事での1日当たりの合計歩行時間（時間／日）[3]	0.25	0.54	1.00

1 代表値．（）内はおよその範囲．
2 Black, et al., Ishikawa-Takata, et al. を参考に，身体活動レベル（PAL）に及ぼす仕事時間中の労作の影響が大きいことを考慮して作成．
3 Ishikawa-Takata, et al. による．

2-3 年齢階級別にみた身体活動レベルの群分け（男女共通）

身体活動レベル[1]	低い（Ⅰ）	ふつう（Ⅱ）	高い（Ⅲ）
1～ 2（歳）	—	1.35	—
3～ 5（歳）	—	1.45	—
6～ 7（歳）	1.35	1.55	1.75
8～ 9（歳）	1.40	1.60	1.80
10～11（歳）	1.45	1.65	1.85
12～14（歳）	1.50	1.70	1.90
15～17（歳）	1.55	1.75	1.95
18～29（歳）	1.50	1.75	2.00
30～49（歳）	1.50	1.75	2.00
50～64（歳）	1.50	1.75	2.00
65～74（歳）	1.45	1.70	1.95
75以上 （歳）	1.40	1.65	—

2-4 成長に伴う組織増加分のエネルギー（エネルギー蓄積量）

性　別	男　児				女　児			
年齢等	(A) 参照 体重 (kg)	(B) 体重 増加量 (kg/年)	組織増加分		(A) 参照 体重 (kg)	(B) 体重 増加量 (kg/年)	組織増加分	
			(C) エネルギー 密度 (kcal/g)	(D) エネルギー 蓄積量 (kcal/日)			(C) エネルギー 密度 (kcal/g)	(D) エネルギー 蓄積量 (kcal/日)
0 〜　5（月）	6.3	9.4	4.4	115	5.9	8.4	5.0	115
6 〜　8（月）	8.4	4.2	1.5	15	7.8	3.7	1.8	20
9 〜 11（月）	9.1	2.5	2.7	20	8.4	2.4	2.3	15
1 〜　2（歳）	11.5	2.1	3.5	20	11.0	2.2	2.4	15
3 〜　5（歳）	16.5	2.1	1.5	10	16.1	2.2	2.0	10
6 〜　7（歳）	22.2	2.6	2.1	15	21.9	2.5	2.8	20
8 〜　9（歳）	28.0	3.4	2.5	25	27.4	3.6	3.2	30
10 〜 11（歳）	35.6	4.6	3.0	40	36.3	4.5	2.6	30
12 〜 14（歳）	49.0	4.5	1.5	20	47.5	3.0	3.0	25
15 〜 17（歳）	59.7	2.0	1.9	10	51.9	0.6	4.7	10

体重増加量（B）は，比例配分的な考え方により，参照体重（A）から以下のようにして計算した．

例：9 〜 11 か月の女児における体重増加量（kg/年）

$X = [(9 \sim 11$ か月$(10.5$ か月時$)$ の参照体重$) - (6 \sim 8$ か月$(7.5$ か月時$)$ の参照体重$)] / [0.875($歳$) - 0.625($歳$)]$
$+ [(1 \sim 2$ 歳の参照体重$) - (9 \sim 11$ か月の参照体重$)] / [2($歳$) - 0.875($歳$)]$

体重増加量 $= X / 2$

$\qquad = [(8.4 - 7.8) / 0.25 + (8.4 - 7.8) / 1.125] / 2$

$\qquad \fallingdotseq 2.4$

組織増加分のエネルギー密度（C）は，アメリカ・カナダの食事摂取基準より計算．

組織増加分のエネルギー蓄積量（D）は，組織増加量（B）と組織増加分のエネルギー密度（C）の積として求めた．

例：9 〜 11 か月の女児における組織増加分のエネルギー（kcal/日）

$\qquad = [(2.4($kg/年$) \times 1,000 / 365$ 日$)] \times 2.3($kcal/g$)$

$\qquad = 14.8$

$\qquad \fallingdotseq 15$

付表 3 たんぱく質

3-1 たんぱく質の食事摂取基準
（推定平均必要量，推奨量，目安量：g/日，目標量：％エネルギー）

性　別	男　性				女　性			
年齢等	EAR	RDA	AI	DG[1]	EAR	RDA	AI	DG[1]
0 〜　5（月）	—	—	10	—	—	—	10	—
6 〜　8（月）	—	—	15	—	—	—	15	—
9 〜 11（月）	—	—	25	—	—	—	25	—
1 〜　2（歳）	15	20	—	13 〜 20	15	20	—	13 〜 20
3 〜　5（歳）	20	25	—	13 〜 20	20	25	—	13 〜 20
6 〜　7（歳）	25	30	—	13 〜 20	25	30	—	13 〜 20
8 〜　9（歳）	30	40	—	13 〜 20	30	40	—	13 〜 20
10 〜 11（歳）	40	45	—	13 〜 20	40	50	—	13 〜 20
12 〜 14（歳）	50	60	—	13 〜 20	45	55	—	13 〜 20
15 〜 17（歳）	50	65	—	13 〜 20	45	55	—	13 〜 20
18 〜 29（歳）	50	65	—	13 〜 20	40	50	—	13 〜 20
30 〜 49（歳）	50	65	—	13 〜 20	40	50	—	13 〜 20
50 〜 64（歳）	50	65	—	14 〜 20	40	50	—	14 〜 20
65 〜 74（歳）[2]	50	60	—	15 〜 20	40	50	—	15 〜 20
75 以上（歳）[2]	50	60	—	15 〜 20	40	50	—	15 〜 20
妊婦（付加量）　初期／中期／後期					+ 0／+ 5／+20	+ 0／+ 5／+25	—	—[3]／—[3]／—[4]
授乳婦（付加量）					+15	+20	—	—[4]

1 範囲に関しては，おおむねの値を示したものであり，弾力的に運用すること．
2 65 歳以上の高齢者について，フレイル予防を目的とした量を定めることは難しいが，身長・体重が参照体位に比べて小さい者や，特に 75 歳以上であって加齢に伴い身体活動量が大きく低下した者など，必要エネルギー摂取量が低い者では，下限が推奨量を下回る場合があり得る．この場合でも，下限は推奨量以上とすることが望ましい．
3 妊婦（初期・中期）の目標量は，13 〜 20％エネルギーとした．
4 妊婦（後期）および授乳婦の目標量は，15 〜 20％エネルギーとした．

3-2 小児において成長に伴い蓄積されるたんぱく質蓄積量（要因加算法）

性別	男児					女児				
年齢区分（歳）	(A)参照体重（kg）	(B)体重増加量（kg/年）	(C)体たんぱく質（%）	(D)*たんぱく質蓄積量（g/kg体重/日）	(E)蓄積効率（%）	(A)参照体重（kg）	(B)体重増加量（kg/年）	(C)体たんぱく質（kcal/g）	(D)*たんぱく質蓄積量（g/kg体重/日）	(E)蓄積効率（%）
1〜 2	11.5	2.1	13.2	0.064		11.0	2.2	13.0	0.070	
3〜 5	16.5	2.1	14.7	0.050		16.1	2.1	14.1	0.051	
6〜 7	22.2	2.7	15.5	0.051		21.9	2.5	14.1	0.045	
8〜 9	28.0	3.2	14.5	0.046	40	27.4	3.4	13.7	0.046	40
10〜11	35.6	4.7	13.9	0.050		36.3	5.1	14.6	0.057	
12〜14	49.0	5.1	13.9	0.039		47.5	3.0	14.8	0.026	
15〜17	59.7	2.0	15.0	0.014		51.9	0.7	11.9	0.004	

＊（たんぱく質蓄積量：D）＝［(B)×1,000/365)］×［(C)/100］/A

付表4 脂 質

4-1 脂質の食事摂取基準（%エネルギー）

性 別	男 性		女 性	
年齢等	AI	DG[1]	AI	DG[1]
0〜 5 （月）	50	—	50	—
6〜11 （月）	40	—	40	—
1〜 2 （歳）	—	20〜30	—	20〜30
3〜 5 （歳）	—	20〜30	—	20〜30
6〜 7 （歳）	—	20〜30	—	20〜30
8〜 9 （歳）	—	20〜30	—	20〜30
10〜11 （歳）	—	20〜30	—	20〜30
12〜14 （歳）	—	20〜30	—	20〜30
15〜17 （歳）	—	20〜30	—	20〜30
18〜29 （歳）	—	20〜30	—	20〜30
30〜49 （歳）	—	20〜30	—	20〜30
50〜64 （歳）	—	20〜30	—	20〜30
65〜74 （歳）[2]	—	20〜30	—	20〜30
75 以上 （歳）[2]	—	20〜30	—	20〜30
妊 婦			—	20〜30
授乳婦			—	20〜30

1 範囲に関しては，おおむねの値を示したものである．

表 4 - 2 飽和脂肪酸の食事摂取基準（%エネルギー）[1,2]

性　別	男　性	女　性
年齢等	DG	DG
0〜　5（月）	—	—
6〜11（月）	—	—
1〜　2（歳）	—	—
3〜　5（歳）	10 以下	10 以下
6〜　7（歳）	10 以下	10 以下
8〜　9（歳）	10 以下	10 以下
10〜11（歳）	10 以下	10 以下
12〜14（歳）	10 以下	10 以下
15〜17（歳）	8 以下	8 以下
18〜29（歳）	7 以下	7 以下
30〜49（歳）	7 以下	7 以下
50〜64（歳）	7 以下	7 以下
65〜74（歳）[2]	7 以下	7 以下
75 以上　（歳）[2]	7 以下	7 以下
妊　婦		7 以下
授乳婦		7 以下

1　飽和脂肪酸と同じく，脂質異常症および循環器疾患に関与する栄養素としてコレ
　ステロールがある．コレステロールに目標量は設定しないが，これは許容される
　摂取量に上限が存在しないことを保証するものではない．また，脂質異常症の重
　症化予防の目的からは，200mg/ 日未満に留めることが望ましい．
2　飽和脂肪酸と同じく，冠動脈疾患に関与する栄養素としてトランス脂肪酸がある．
　日本人の大多数は，トランス脂肪酸に関する世界保健機関（WHO）の目標（1%
　エネルギー未満）を下回っており，トランス脂肪酸の摂取による健康への影響は，
　飽和脂肪酸の摂取によるものと比べて小さいと考えられる．ただし，脂質に偏っ
　た食事をしている者では，留意する必要がある．トランス脂肪酸は人体にとって
　不可欠な栄養素ではなく，健康の保持・増進を図る上で積極的な摂取は勧められ
　ないことから，その摂取量は1% エネルギー未満に留めることが望ましく，1% エ
　ネルギー未満でもできるだけ低く留めることが望ましい．

表4-2 n-6系脂肪酸の食事摂取基準（g/日）

性別	男性	女性
年齢等	AI	AI
0〜 5（月）	4	4
6〜11（月）	4	4
1〜 2（歳）	4	4
3〜 5（歳）	6	6
6〜 7（歳）	8	7
8〜 9（歳）	8	7
10〜11（歳）	10	8
12〜14（歳）	11	9
15〜17（歳）	13	9
18〜29（歳）	11	8
30〜49（歳）	10	8
50〜64（歳）	10	8
65〜74（歳）[2]	9	8
75以上 （歳）[2]	8	7
妊 婦		9
授乳婦		10

表4-2 n-3系脂肪酸の食事摂取基準（g/日）

性別	男性	女性
年齢等	AI	AI
0〜 5（月）	0.9	0.9
6〜11（月）	0.8	0.8
1〜 2（歳）	0.7	0.8
3〜 5（歳）	1.1	1.0
6〜 7（歳）	1.5	1.3
8〜 9（歳）	1.5	1.3
10〜11（歳）	1.6	1.6
12〜14（歳）	1.9	1.6
15〜17（歳）	2.1	1.6
18〜29（歳）	2.0	1.6
30〜49（歳）	2.0	1.6
50〜64（歳）	2.2	1.9
65〜74（歳）[2]	2.2	2.0
75以上 （歳）[2]	2.1	1.8
妊 婦		1.6
授乳婦		1.8

付表 5　炭水化物

5-1 炭水化物の食事摂取基準（%エネルギー）

性　別	男　性	女　性
年齢等	DG[1,2]	DG[1,2]
0〜 5（月）	—	—
6〜11（月）	—	—
1〜 2（歳）	50〜65	50〜65
3〜 5（歳）	50〜65	50〜65
6〜 7（歳）	50〜65	50〜65
8〜 9（歳）	50〜65	50〜65
10〜11（歳）	50〜65	50〜65
12〜14（歳）	50〜65	50〜65
15〜17（歳）	50〜65	50〜65
18〜29（歳）	50〜65	50〜65
30〜49（歳）	50〜65	50〜65
50〜64（歳）	50〜65	50〜65
65〜74（歳）[2]	50〜65	50〜65
75 以上　（歳）[2]	50〜65	50〜65
妊　婦		50〜65
授乳婦		50〜65

1　範囲に関しては，おおむねの値を示したものである.
2　アルコールを含む. ただし，アルコールの摂取を勧めるものではない.

5-2 食物繊維の食事摂取基準（g/日）

性　別	男　性	女　性
年齢等	DG	DG
0〜 5（月）	—	—
6〜11（月）	—	—
1〜 2（歳）	—	—
3〜 5（歳）	8 以上	8 以上
6〜 7（歳）	10 以上	10 以上
8〜 9（歳）	11 以上	11 以上
10〜11（歳）	13 以上	13 以上
12〜14（歳）	17 以上	17 以上
15〜17（歳）	19 以上	18 以上
18〜29（歳）	21 以上	18 以上
30〜49（歳）	21 以上	18 以上
50〜64（歳）	21 以上	18 以上
65〜74（歳）	20 以上	17 以上
75 以上　（歳）	20 以上	17 以上
妊　婦		18 以上
授乳婦		18 以上

付表 6　エネルギー産生栄養素バランス（%エネルギー）

性　別	男　性				女　性			
	DG[1,2]				DG[1,2]			
年齢等	たんぱく質[3]	脂　質[4]		炭水化物[5,6]	たんぱく質[3]	脂　質[4]		炭水化物[5,6]
		脂質	飽和脂肪酸			脂質	飽和脂肪酸	
0～11（月）	―	―	―	―	―	―	―	―
1～ 2（歳）	13～20	20～30	―	50～65	13～20	20～30	―	50～65
3～ 5（歳）	13～20	20～30	10 以下	50～65	13～20	20～30	10 以下	50～65
6～ 7（歳）	13～20	20～30	10 以下	50～65	13～20	20～30	10 以下	50～65
8～ 9（歳）	13～20	20～30	10 以下	50～65	13～20	20～30	10 以下	50～65
10～11（歳）	13～20	20～30	10 以下	50～65	13～20	20～30	10 以下	50～65
12～14（歳）	13～20	20～30	10 以下	50～65	13～20	20～30	10 以下	50～65
15～17（歳）	13～20	20～30	8 以下	50～65	13～20	20～30	8 以下	50～65
18～29（歳）	13～20	20～30	7 以下	50～65	13～20	20～30	7 以下	50～65
30～49（歳）	13～20	20～30	7 以下	50～65	13～20	20～30	7 以下	50～65
50～64（歳）	14～20	20～30	7 以下	50～65	14～20	20～30	7 以下	50～65
65～74（歳）	15～20	20～30	7 以下	50～65	15～20	20～30	7 以下	50～65
75 以上（歳）	15～20	20～30	7 以下	50～65	15～20	20～30	7 以下	50～65
妊　婦　初期					13～20	20～30	7 以下	50～65
中期					13～20			
後期					13～20			
授乳婦					15～20			

1　必要なエネルギー量を確保した上でのバランスとすること．
2　範囲に関しては，おおむねの値を示したものであり，弾力的に運用すること．
3　65 歳以上の高齢者について，フレイル予防を目的とした量を定めることは難しいが，身長・体重が参照体位に比べて小さい者や，特に 75 歳以上であって加齢に伴い身体活動量が大きく低下した者など，必要エネルギー摂取量が低い者では，下限が推奨量を下回る場合があり得る．この場合でも，下限は推奨量以上とすることが望ましい．
4　脂質については，その構成成分である飽和脂肪酸など，質への配慮を十分に行う必要がある．
5　アルコールを含む．ただし，アルコールの摂取を勧めるものではない．
6　食物繊維の目標量を十分に注意すること．

付表7 脂溶性ビタミン

7-1 ビタミンAの食事摂取基準（μgRAE/日）[1]

性　別	男　性				女　性			
年齢等	EAR[2]	RDA[2]	AI[3]	UL[3]	EAR[2]	RDA[2]	AI[3]	UL[3]
0〜 5（月）	—	—	300	600	—	—	350	600
6〜11（月）	—	—	400	600	—	—	400	600
1〜 2（歳）	300	400	—	600	250	350	—	600
3〜 5（歳）	350	450	—	700	350	500	—	850
6〜 7（歳）	300	400	—	950	300	400	—	1,200
8〜 9（歳）	350	500	—	1,200	350	500	—	1,500
10〜11（歳）	450	600	—	1,500	400	600	—	1,900
12〜14（歳）	550	800	—	2,100	500	700	—	2,500
15〜17（歳）	650	900	—	2,500	500	650	—	2,800
18〜29（歳）	600	850	—	2,700	450	650	—	2,700
30〜49（歳）	650	900	—	2,700	500	700	—	2,700
50〜64（歳）	650	900	—	2,700	500	700	—	2,700
65〜74（歳）	600	850	—	2,700	500	700	—	2,700
75以上　（歳）	550	800	—	2,700	450	650	—	2,700
妊婦（付加量）　初期　中期　後期					＋ 0 ＋ 0 ＋ 60	＋ 0 ＋ 0 ＋ 80	— 	—
授乳婦（付加量）					＋300	＋450	—	—

1　レチノール活性当量（μgRAE）＝ レチノール（μg）＋β- カロテン（μg）×1/12
　　　　　　　　　　　　　　　　＋α- カロテン（μg）×1/24
　　　　　　　　　　　　　　　　＋β- クリプトキサンチン（μg）×1/24
　　　　　　　　　　　　　　　　＋ その他のプロビタミンAカロテノイド（μg）×1/24

2　プロビタミンAカロテノイドを含む.
3　プロビタミンAカロテノイドを含まない.

7-2 ビタミン D の食事摂取基準（μg/日）[1]

性　別	男　性		女　性	
年齢等	AI	UL	AI	UL
0〜 5 （月）	5.0	25	5.0	25
6〜11 （月）	5.0	25	5.0	25
1〜 2 （歳）	3.0	20	3.5	20
3〜 5 （歳）	3.5	30	4.0	30
6〜 7 （歳）	4.5	30	5.0	30
8〜 9 （歳）	5.0	40	6.0	40
10〜11 （歳）	6.5	60	8.0	60
12〜14 （歳）	8.0	80	9.5	80
15〜17 （歳）	9.0	90	8.5	90
18〜29 （歳）	8.5	100	8.5	100
30〜49 （歳）	8.5	100	8.5	100
50〜64 （歳）	8.5	100	8.5	100
65〜74 （歳）	8.5	100	8.5	100
75 以上 （歳）	8.5	100	8.5	100
妊　婦			8.5	—
授乳婦			8.5	—

1　日照により皮膚でビタミン D が産生されることを踏まえ，フレイル予防を図る者はもとより，全年齢区分を通じて，日常生活において可能な範囲内での適度な日光浴を心掛けるとともに，ビタミン D の摂取については，日照時間を考慮に入れることが重要である．

7-3 ビタミン E の食事摂取基準（mg/日）[1]

性　別	男　性		女　性	
年齢等	AI	UL	AI	UL
0〜 5 （月）	3.0	—	3.0	—
6〜11 （月）	4.0	—	4.0	—
1〜 2 （歳）	3.0	150	3.0	150
3〜 5 （歳）	4.0	200	4.0	200
6〜 7 （歳）	5.0	300	5.0	300
8〜 9 （歳）	5.0	350	5.0	350
10〜11 （歳）	5.5	450	5.5	450
12〜14 （歳）	6.5	650	6.0	600
15〜17 （歳）	7.0	750	5.5	650
18〜29 （歳）	6.0	850	5.0	650
30〜49 （歳）	6.0	900	5.5	700
50〜64 （歳）	7.0	850	6.0	700
65〜74 （歳）	7.0	850	6.5	650
75 以上 （歳）	6.5	750	6.5	650
妊　婦			6.5	—
授乳婦			7.0	—

1　α-トコフェロールについて算定した．α-トコフェロール以外のビタミン E は含んでいない．

7-4 ビタミン K の食事摂取基準（μg/日）

性 別	男 性	女 性
年齢等	AI	AI
0 〜 5（月）	4	4
6 〜 11（月）	7	7
1 〜 2（歳）	50	60
3 〜 5（歳）	60	70
6 〜 7（歳）	80	90
8 〜 9（歳）	90	110
10 〜 11（歳）	110	140
12 〜 14（歳）	140	170
15 〜 17（歳）	160	150
18 〜 29（歳）	150	150
30 〜 49（歳）	150	150
50 〜 64（歳）	150	150
65 〜 74（歳）	150	150
75 以上　（歳）	150	150
妊 婦		150
授乳婦		150

付表 8　水溶性ビタミン

8-1 ビタミン B₁ の食事摂取基準（mg/日）[1,2]

性 別	男 性			女 性		
年齢等	EAR	RDA	AI	EAR	RDA	AI
0〜 5（月）	—	—	0.1	—	—	0.1
6〜11（月）	—	—	0.2	—	—	0.2
1〜 2（歳）	0.4	0.5	—	0.4	0.5	—
3〜 5（歳）	0.6	0.7	—	0.6	0.7	—
6〜 7（歳）	0.7	0.8	—	0.7	0.8	—
8〜 9（歳）	0.8	1.0	—	0.8	0.9	—
10〜11（歳）	1.0	1.2	—	0.9	1.1	—
12〜14（歳）	1.2	1.4	—	1.1	1.3	—
15〜17（歳）	1.3	1.5	—	1.0	1.2	—
18〜29（歳）	1.2	1.4	—	0.9	1.1	—
30〜49（歳）	1.2	1.4	—	0.9	1.1	—
50〜64（歳）	1.1	1.3	—	0.9	1.1	—
65〜74（歳）	1.1	1.3	—	0.9	1.1	—
75 以上（歳）	1.0	1.2	—	0.8	0.9	—
妊 婦（付加量）				+0.2	+0.2	—
授乳婦（付加量）				+0.2	+0.2	—

1　チアミン塩化物塩酸塩（分子量 =337.3）の重量として示した．
2　身体活動レベル II の推定エネルギー必要量を用いて算定した．

特記事項：推定平均必要量は，ビタミン B₁ の欠乏症である脚気を予防するに足る最小必要量からで
　　　　　はなく，尿中にビタミン B₁ の排泄量が増大し始める摂取量（体内飽和量）から算定．

8-2 ビタミン B₂ の食事摂取基準 （mg/日）[1,2]

性 別	男 性			女 性		
年齢等	EAR	RDA	AI	EAR	RDA	AI
0〜 5 （月）	—	—	0.3	—	—	0.3
6〜11 （月）	—	—	0.4	—	—	0.4
1〜 2 （歳）	0.5	0.6	—	0.5	0.5	—
3〜 5 （歳）	0.7	0.8	—	0.6	0.8	—
6〜 7 （歳）	0.8	0.9	—	0.7	0.9	—
8〜 9 （歳）	0.9	1.1	—	0.9	1.0	—
10〜11 （歳）	1.1	1.4	—	1.0	1.3	—
12〜14 （歳）	1.3	1.6	—	1.2	1.4	—
15〜17 （歳）	1.4	1.7	—	1.2	1.4	—
18〜29 （歳）	1.3	1.6	—	1.0	1.2	—
30〜49 （歳）	1.3	1.6	—	1.0	1.2	—
50〜64 （歳）	1.2	1.5	—	1.0	1.2	—
65〜74 （歳）	1.2	1.5	—	1.0	1.2	—
75 以上 （歳）	1.1	1.3	—	0.9	1.0	—
妊 婦 （付加量）				+0.2	+0.3	—
授乳婦 （付加量）				+0.5	+0.6	—

1 身体活動レベルⅡの推定エネルギー必要量を用いて算定した.

特記事項：推定平均必要量は，ビタミン B₂ の欠乏症である口唇炎，口角炎，舌炎などの皮膚炎を予防するに足る最小量からではなく，尿中にビタミン B₂ の排泄量が増大し始める摂取量（体内飽和量）から算定.

8-3 ナイアシンの食事摂取基準 （mgNE/日）[1,2]

性 別	男 性				女 性			
年齢等	EAR	RDA	AI	UL[3]	EAR	RDA	AI	UL[3]
0〜 5 （月）[4]	—	—	2	—	—	—	2	—
6〜11 （月）	—	—	3	—	—	—	3	—
1〜 2 （歳）	5	6	—	60 (15)	4	5	—	60 (15)
3〜 5 （歳）	6	8	—	80 (20)	6	7	—	80 (20)
6〜 7 （歳）	7	9	—	100 (30)	7	8	—	100 (30)
8〜 9 （歳）	9	11	—	150 (35)	8	10	—	150 (35)
10〜11 （歳）	11	13	—	200 (45)	10	10	—	150 (45)
12〜14 （歳）	12	15	—	250 (60)	12	14	—	250 (60)
15〜17 （歳）	14	17	—	300 (70)	11	13	—	250 (65)
18〜29 （歳）	13	15	—	300 (80)	9	11	—	250 (65)
30〜49 （歳）	13	15	—	350 (85)	10	12	—	250 (65)
50〜64 （歳）	12	14	—	350 (85)	9	11	—	250 (65)
65〜74 （歳）	12	14	—	300 (80)	9	11	—	250 (65)
75 以上 （歳）	11	13	—	300 (75)	9	10	—	250 (60)
妊 婦 （付加量）					+0	+0	—	—
授乳婦 （付加量）					+3	+3	—	—

1 ナイアシン当量 （NE） ＝ ナイアシン ＋1/60 トリプトファンで示した.
2 身体活動レベルⅡの推定エネルギー必要量を用いて算定した.
3 ニコチンアミドの重量 （mg/日）, （ ） 内はニコチン酸の重量 （mg/日）.
4 単位は mg/ 日.

8-4 ビタミン B$_6$ の食事摂取基準（mg/日）[1]

性　別	男　性				女　性			
年齢等	EAR	RDA	AI	UL[2]	EAR	RDA	AI	UL[2]
0〜 5 （月）	—	—	0.2	—	—	—	0.2	—
6〜11 （月）	—	—	0.3	—	—	—	0.3	—
1〜 2 （歳）	0.4	0.5	—	10	0.4	0.5	—	10
3〜 5 （歳）	0.5	0.6	—	15	0.5	0.6	—	15
6〜 7 （歳）	0.7	0.8	—	20	0.6	0.7	—	20
8〜 9 （歳）	0.8	0.9	—	25	0.8	0.9	—	25
10〜11 （歳）	1.0	1.1	—	30	1.0	1.1	—	30
12〜14 （歳）	1.2	1.4	—	40	1.0	1.3	—	40
15〜17 （歳）	1.2	1.5	—	50	1.0	1.3	—	45
18〜29 （歳）	1.1	1.4	—	55	1.0	1.1	—	45
30〜49 （歳）	1.1	1.4	—	60	1.0	1.1	—	45
50〜64 （歳）	1.1	1.4	—	55	1.0	1.1	—	45
65〜74 （歳）	1.1	1.4	—	50	1.0	1.1	—	40
75 以上 （歳）	1.1	1.4	—	50	1.0	1.1	—	40
妊　婦（付加量）					+0.2	+0.2	—	—
授乳婦（付加量）					+0.3	+0.3	—	—

1 たんぱく質の推奨量を用いて算定した（妊婦・授乳婦の付加量は除く）.
2 ピリドキシン（分子量 =169.2）の重量として示した.

8-5 ビタミン B$_{12}$ の食事摂取基準（μg/日）[1]

性　別	男　性			女　性		
年齢等	EAR	RDA	AI	EAR	RDA	AI
0〜 5 （月）	—	—	0.4	—	—	0.4
6〜11 （月）	—	—	0.5	—	—	0.5
1〜 2 （歳）	0.8	0.9	—	0.8	0.9	—
3〜 5 （歳）	0.9	1.1	—	0.9	1.1	—
6〜 7 （歳）	1.1	1.3	—	1.1	1.3	—
8〜 9 （歳）	1.3	1.6	—	1.3	1.6	—
10〜11 （歳）	1.6	1.9	—	1.6	1.9	—
12〜14 （歳）	2.0	2.4	—	2.0	2.4	—
15〜17 （歳）	2.0	2.4	—	2.0	2.4	—
18〜29 （歳）	2.0	2.4	—	2.0	2.4	—
30〜49 （歳）	2.0	2.4	—	2.0	2.4	—
50〜64 （歳）	2.0	2.4	—	2.0	2.4	—
65〜74 （歳）	2.0	2.4	—	2.0	2.4	—
75 以上 （歳）	2.0	2.4	—	2.0	2.4	—
妊　婦（付加量）				+0.3	+0.4	—
授乳婦（付加量）				+0.7	+0.8	—

1 シアノコバラミン（分子量 =1,355.37）の重量として示した.

8-6 葉酸の食事摂取基準（μg/日）[1]

性 別	男 性				女 性			
年齢等	EAR	RDA	AI	UL[2]	EAR	RDA	AI	UL[2]
0〜 5（月）	—	—	40	—	—	—	40	—
6〜11（月）	—	—	60	—	—	—	60	—
1〜 2（歳）	80	90	—	200	90	90	—	200
3〜 5（歳）	90	110	—	300	90	110	—	300
6〜 7（歳）	110	140	—	400	110	140	—	400
8〜 9（歳）	130	160	—	500	130	160	—	500
10〜11（歳）	160	190	—	700	160	190	—	700
12〜14（歳）	200	240	—	900	200	240	—	900
15〜17（歳）	220	240	—	900	200	240	—	900
18〜29（歳）	200	240	—	900	200	240	—	900
30〜49（歳）	200	240	—	1,000	200	240	—	1,000
50〜64（歳）	200	240	—	1,000	200	240	—	1,000
65〜74（歳）	200	240	—	900	200	240	—	900
75 以上（歳）	200	240	—	900	200	240	—	900
妊 婦（付加量）[3,4]					+200	+240	—	—
授乳婦（付加量）					+ 80	+100	—	—

1 プテロイルモノグルタミン酸（分子量 =441.40）の重量として示した.
2 通常の食品以外の食品に含まれる葉酸（狭義の葉酸）に適用する.
3 妊娠を計画している女性，妊娠の可能性がある女性および妊娠初期の妊婦は，胎児の神経管閉鎖障害のリスク低減のために，通常の食品以外の食品に含まれる葉酸（狭義の葉酸）を 400μg/日摂取することが望まれる.
4 付加量は，中期および後期にのみ設定した.

8-7 パントテン酸の食事摂取基準（mg/日）

性　別	男　性	女　性
年齢等	AI	AI
0～ 5（月）	4	4
6～11（月）	5	5
1～ 2（歳）	3	4
3～ 5（歳）	4	4
6～ 7（歳）	5	5
8～ 9（歳）	6	5
10～11（歳）	6	6
12～14（歳）	7	6
15～17（歳）	7	6
18～29（歳）	5	5
30～49（歳）	5	5
50～64（歳）	6	5
65～74（歳）	6	5
75 以上　（歳）	6	5
妊　婦		5
授乳婦		6

8-8 ビオチンの食事摂取基準（μg/日）

性　別	男　性	女　性
年齢等	AI	AI
0～ 5（月）	4	4
6～11（月）	5	5
1～ 2（歳）	20	20
3～ 5（歳）	20	20
6～ 7（歳）	30	30
8～ 9（歳）	30	30
10～11（歳）	40	40
12～14（歳）	50	50
15～17（歳）	50	50
18～29（歳）	50	50
30～49（歳）	50	50
50～64（歳）	50	50
65～74（歳）	50	50
75 以上　（歳）	50	50
妊　婦		50
授乳婦		50

性　別	男　性			女　性		
年齢等	EAR	RDA	AI	EAR	RDA	AI
0〜 5（月）	—	—	40	—	—	40
6〜11（月）	—	—	40	—	—	40
1〜 2（歳）	35	40	—	35	40	—
3〜 5（歳）	40	50	—	40	50	—
6〜 7（歳）	50	60	—	50	60	—
8〜 9（歳）	60	70	—	60	70	—
10〜11（歳）	70	85	—	70	85	—
12〜14（歳）	85	100	—	85	100	—
15〜17（歳）	85	100	—	85	100	—
18〜29（歳）	85	100	—	85	100	—
30〜49（歳）	85	100	—	85	100	—
50〜64（歳）	85	100	—	85	100	—
65〜74（歳）	80	100	—	80	100	—
75 以上　（歳）	80	100	—	80	100	—
妊　婦（付加量）				+10	+10	—
授乳婦（付加量）				+40	+45	—

8-9 ビタミン C の食事摂取基準（μg/日）[1]

1 ᴌ- アスコルビン酸（分子量 =176.12）の重量で示した.

特記事項：推定平均必要量は，ビタミン C の欠乏症である壊血病を予防するに足る最少量からではなく，心臓血管系の疾病予防効果および抗酸化作用の観点から算定.

付表 9 多量ミネラル

9-1 ナトリウムの食事摂取基準（mg/日，（ ）は食塩相当量［g/日]）[1]

性 別	男 性			女 性		
年齢等	EAR	AI	DG	EAR	AI	DG
0〜5（月）	—	100（0.3）	—	—	100（0.3）	—
6〜11（月）	—	600（1.5）	—	—	600（1.5）	—
1〜2（歳）	—	—	（3.0 未満）	—	—	（3.0 未満）
3〜5（歳）	—	—	（3.5 未満）	—	—	（3.5 未満）
6〜7（歳）	—	—	（4.5 未満）	—	—	（4.5 未満）
8〜9（歳）	—	—	（5.0 未満）	—	—	（5.0 未満）
10〜11（歳）	—	—	（6.0 未満）	—	—	（6.0 未満）
12〜14（歳）	—	—	（7.0 未満）	—	—	（6.5 未満）
15〜17（歳）	—	—	（7.5 未満）	—	—	（6.5 未満）
18〜29（歳）	600（1.5）	—	（7.5 未満）	600（1.5）	—	（6.5 未満）
30〜49（歳）	600（1.5）	—	（7.5 未満）	600（1.5）	—	（6.5 未満）
50〜64（歳）	600（1.5）	—	（7.5 未満）	600（1.5）	—	（6.5 未満）
65〜74（歳）	600（1.5）	—	（7.5 未満）	600（1.5）	—	（6.5 未満）
75 以上（歳）	600（1.5）	—	（7.5 未満）	600（1.5）	—	（6.5 未満）
妊 婦				600（1.5）	—	（6.5 未満）
授乳婦				600（1.5）	—	（6.5 未満）

1 高血圧および慢性腎臓病（CKD）の重症化予防のための食塩相当量の量は，男女とも 6.0g/日未満とした．

9-2 カリウムの食事摂取基準（mg/日）

性 別	男 性		女 性	
年齢等	AI	DG	AI	DG
0〜5（月）	400	—	400	—
6〜11（月）	700	—	700	—
1〜2（歳）	900	—	900	—
3〜5（歳）	1,000	1,400 以上	1,000	1,400 以上
6〜7（歳）	1,300	1,800 以上	1,200	1,800 以上
8〜9（歳）	1,500	2,000 以上	1,500	2,000 以上
10〜11（歳）	1,800	2,200 以上	1,800	2,000 以上
12〜14（歳）	2,300	2,400 以上	1,900	2,400 以上
15〜17（歳）	2,700	3,000 以上	2,000	2,600 以上
18〜29（歳）	2,500	3,000 以上	2,000	2,600 以上
30〜49（歳）	2,500	3,000 以上	2,000	2,600 以上
50〜64（歳）	2,500	3,000 以上	2,000	2,600 以上
65〜74（歳）	2,500	3,000 以上	2,000	2,600 以上
75 以上（歳）	2,500	3,000 以上	2,000	2,600 以上
妊 婦			2,000	2,600 以上
授乳婦			2,200	2,600 以上

9-3 カルシウムの食事摂取基準（mg/日）

性　別	男　性				女　性			
年齢等	EAR	RDA	AI	UL	EAR	RDA	AI	UL
0〜 5（月）	—	—	200	—	—	—	200	—
6〜11（月）	—	—	250	—	—	—	250	—
1〜 2（歳）	350	450	—	—	350	400	—	—
3〜 5（歳）	500	600	—	—	450	550	—	—
6〜 7（歳）	500	600	—	—	450	550	—	—
8〜 9（歳）	550	650	—	—	600	750	—	—
10〜11（歳）	600	700	—	—	600	750	—	—
12〜14（歳）	850	1,000	—	—	700	800	—	—
15〜17（歳）	650	800	—	—	550	650	—	—
18〜29（歳）	650	800	—	2,500	550	650	—	2,500
30〜49（歳）	600	750	—	2,500	550	650	—	2,500
50〜64（歳）	600	750	—	2,500	550	650	—	2,500
65〜74（歳）	600	750	—	2,500	550	650	—	2,500
75 以上（歳）	600	700	—	2,500	500	600	—	2,500
妊　婦（付加量）					+0	+0	—	—
授乳婦（付加量）					+0	+0	—	—

9-4 マグネシウムの食事摂取基準（mg/日）

性　別	男　性				女　性			
年齢等	EAR	RDA	AI	UL[1]	EAR	RDA	AI	UL[1]
0〜 5（月）	—	—	20	—	—	—	20	—
6〜11（月）	—	—	60	—	—	—	60	—
1〜 2（歳）	60	70	—	—	60	70	—	—
3〜 5（歳）	80	100	—	—	80	100	—	—
6〜 7（歳）	110	130	—	—	110	130	—	—
8〜 9（歳）	140	170	—	—	140	160	—	—
10〜11（歳）	180	210	—	—	180	220	—	—
12〜14（歳）	250	290	—	—	240	290	—	—
15〜17（歳）	300	360	—	—	260	310	—	—
18〜29（歳）	280	340	—	—	230	270	—	—
30〜49（歳）	310	370	—	—	240	290	—	—
50〜64（歳）	310	370	—	—	240	290	—	—
65〜74（歳）	290	350	—	—	230	280	—	—
75 以上（歳）	270	320	—	—	220	260	—	—
妊　婦（付加量）					+30	+40	—	—
授乳婦（付加量）					+ 0	+ 0	—	—

1　通常の食品以外からの摂取量の耐容上限量は，成人の場合 350mg/日，小児では 5mg/kg 体重 /日とした．それ以外の通常の食品からの摂取の場合，耐容上限量は設定しない．

9-5 リンの食事摂取基準（mg/日）

性 別	男 性		女 性	
年齢等	AI	UL	AI	UL
0〜 5（月）	120	—	120	—
6〜11（月）	260	—	260	—
1〜 2（歳）	500	—	500	—
3〜 5（歳）	700	—	700	—
6〜 7（歳）	1,000	—	800	—
8〜 9（歳）	1,100	—	1,000	—
10〜11（歳）	1,200	—	1,000	—
12〜14（歳）	1,200	—	1,000	—
15〜17（歳）	1,200	—	900	—
18〜29（歳）	1,000	3,000	800	3,000
30〜49（歳）	1,000	3,000	800	3,000
50〜64（歳）	1,000	3,000	800	3,000
65〜74（歳）	1,000	3,000	800	3,000
75 以上 （歳）	1,000	3,000	800	3,000
妊 婦			800	—
授乳婦			800	—

付表 10 微量ミネラル

10-1 鉄の食事摂取基準（mg/日）

性別	男性				女性					
					月経なし		月経あり		AI	UL
年齢等	EAR	RDA	AI	UL	EAR	RDA	EAR	RDA		
0～ 5（月）	―	―	0.5	―	―	―	―	―	0.5	―
6～11（月）	3.5	5.0	―	―	3.5	4.5	―	―	―	―
1～ 2（歳）	3.0	4.5	―	25	3.0	4.5	―	―	―	20
3～ 5（歳）	4.0	5.5	―	25	4.0	5.5	―	―	―	25
6～ 7（歳）	5.0	5.5	―	30	4.5	5.5	―	―	―	30
8～ 9（歳）	6.0	7.0	―	35	6.0	7.5	―	―	―	35
10～11（歳）	7.0	8.5	―	35	7.0	8.5	10.0	12.0	―	35
12～14（歳）	8.0	10.0	―	40	7.0	8.5	10.0	12.0	―	40
15～17（歳）	8.0	10.0	―	50	5.5	7.0	8.5	10.5	―	40
18～29（歳）	6.5	7.5	―	50	5.5	6.5	8.5	10.5	―	40
30～49（歳）	6.5	7.5	―	50	5.5	6.5	9.0	10.5	―	40
50～64（歳）	6.5	7.5	―	50	5.5	6.5	9.0	11.0	―	40
65～74（歳）	6.0	7.5	―	50	5.0	6.0	―	―	―	40
75 以上（歳）	6.0	7.0	―	50	5.0	6.0	―	―	―	40
妊婦（付加量） 初期 中期 後期					+2.0 +8.0 +8.0	+2.5 +9.5 +9.5			―	―
授乳婦（付加量）					+2.0	+2.5	―	―	―	―

10-2 亜鉛の食事摂取基準（mg/日）

性　別	男　性				女　性			
年齢等	EAR	RDA	AI	UL	EAR	RDA	AI	UL
0〜 5（月）	—	—	2	—	—	—	2	—
6〜11（月）	—	—	3	—	—	—	3	—
1〜 2（歳）	3	3	—	—	2	3	—	—
3〜 5（歳）	3	4	—	—	3	3	—	—
6〜 7（歳）	7	5	—	—	3	4	—	—
8〜 9（歳）	5	6	—	—	4	5	—	—
10〜11（歳）	6	7	—	—	5	6	—	—
12〜14（歳）	9	10	—	—	7	8	—	—
15〜17（歳）	10	12	—	—	7	8	—	—
18〜29（歳）	9	11	—	40	7	8	—	35
30〜49（歳）	9	11	—	45	7	8	—	35
50〜64（歳）	9	11	—	45	7	8	—	35
65〜74（歳）	9	11	—	40	7	8	—	35
75以上 （歳）	9	10	—	40	6	8	—	30
妊　婦（付加量）					+1	+2	—	—
授乳婦（付加量）					+3	+4	—	—

10-3 銅の食事摂取基準（mg/日）

性　別	男　性				女　性			
年齢等	EAR	RDA	AI	UL	EAR	RDA	AI	UL
0〜 5（月）	—	—	0.3	—	—	—	0.3	—
6〜11（月）	—	—	0.3	—	—	—	0.3	—
1〜 2（歳）	0.3	0.3	—	—	0.2	0.3	—	—
3〜 5（歳）	0.3	0.4	—	—	0.3	0.3	—	—
6〜 7（歳）	0.4	0.4	—	—	0.4	0.4	—	—
8〜 9（歳）	0.4	0.5	—	—	0.4	0.5	—	—
10〜11（歳）	0.5	0.6	—	—	0.5	0.6	—	—
12〜14（歳）	0.7	0.8	—	—	0.6	0.8	—	—
15〜17（歳）	0.8	0.9	—	—	0.6	0.7	—	—
18〜29（歳）	0.7	0.9	—	7	0.6	0.7	—	7
30〜49（歳）	0.7	0.9	—	7	0.6	0.7	—	7
50〜64（歳）	0.7	0.9	—	7	0.6	0.7	—	7
65〜74（歳）	0.7	0.9	—	7	0.6	0.7	—	7
75以上 （歳）	0.7	0.8	—	7	0.6	0.7	—	7
妊　婦（付加量）					+0.1	+0.1	—	—
授乳婦（付加量）					+0.5	+0.6	—	—

10-4 マンガンの食事摂取基準（mg/日）

性　別	男　性		女　性	
年齢等	AI	UL	AI	UL
0〜 5 （月）	0.01	―	0.01	―
6〜11 （月）	0.5	―	0.5	―
1〜 2 （歳）	1.5	―	1.5	―
3〜 5 （歳）	1.5	―	1.5	―
6〜 7 （歳）	2.0	―	2.0	―
8〜 9 （歳）	2.5	―	2.5	―
10〜11 （歳）	3.0	―	3.0	―
12〜14 （歳）	4.0	―	4.0	―
15〜17 （歳）	4.5	―	3.5	―
18〜29 （歳）	4.0	11	3.5	11
30〜49 （歳）	4.0	11	3.5	11
50〜64 （歳）	4.0	11	3.5	11
65〜74 （歳）	4.0	11	3.5	11
75 以上 （歳）	4.0	11	3.5	11
妊　婦			3.5	―
授乳婦			3.5	―

10-5 ヨウ素の食事摂取基準（μg/日）

性　別	男　性				女　性			
年齢等	EAR	RDA	AI	UL	EAR	RDA	AI	UL
0〜 5 （月）	―	―	100	250	―	―	100	250
6〜11 （月）	―	―	130	250	―	―	130	250
1〜 2 （歳）	35	50	―	300	35	50	―	300
3〜 5 （歳）	45	60	―	400	45	60	―	400
6〜 7 （歳）	55	75	―	550	55	75	―	550
8〜 9 （歳）	65	90	―	700	65	90	―	700
10〜11 （歳）	80	110	―	900	80	110	―	900
12〜14 （歳）	95	140	―	2,000	95	140	―	2,000
15〜17 （歳）	100	140	―	3,000	100	140	―	3,000
18〜29 （歳）	95	130	―	3,000	95	130	―	3,000
30〜49 （歳）	95	130	―	3,000	95	130	―	3,000
50〜64 （歳）	95	130	―	3,000	95	130	―	3,000
65〜74 （歳）	95	130	―	3,000	95	130	―	3,000
75 以上 （歳）	95	130	―	3,000	95	130	―	3,000
妊　婦 （付加量）					＋ 75	＋110	―	―[1]
授乳婦 （付加量）					＋100	＋140	―	―[1]

1 妊婦および授乳婦の耐容上限量は，2,000μg/日とした.

10-6 セレンの食事摂取基準（μg/日）

性　別	男　性				女　性			
年齢等	EAR	RDA	AI	UL	EAR	RDA	AI	UL
0〜 5 （月）	—	—	15	—	—	—	15	—
6〜11 （月）	—	—	15	—	—	—	15	—
1〜 2 （歳）	10	10	—	100	10	10	—	100
3〜 5 （歳）	10	15	—	100	10	10	—	100
6〜 7 （歳）	15	15	—	150	15	15	—	150
8〜 9 （歳）	15	20	—	200	15	20	—	200
10〜11 （歳）	20	25	—	250	20	25	—	250
12〜14 （歳）	25	30	—	350	25	30	—	300
15〜17 （歳）	30	35	—	400	20	25	—	350
18〜29 （歳）	25	30	—	450	20	25	—	350
30〜49 （歳）	25	30	—	450	20	25	—	350
50〜64 （歳）	25	30	—	450	20	25	—	350
65〜74 （歳）	25	30	—	450	20	25	—	350
75 以上 （歳）	25	30	—	400	20	25	—	350
妊　婦 （付加量）					＋ 5	＋ 5	—	—
授乳婦 （付加量）					＋15	＋20	—	—

10-7 クロムの食事摂取基準（mg/日）

性　別	男　性		女　性	
年齢等	AI	UL	AI	UL
0〜 5 （月）	0.8	—	0.8	—
6〜11 （月）	1.0	—	1.0	—
1〜 2 （歳）	—	—	—	—
3〜 5 （歳）	—	—	—	—
6〜 7 （歳）	—	—	—	—
8〜 9 （歳）	—	—	—	—
10〜11 （歳）	—	—	—	—
12〜14 （歳）	—	—	—	—
15〜17 （歳）	—	—	—	—
18〜29 （歳）	10	500	10	500
30〜49 （歳）	10	500	10	500
50〜64 （歳）	10	500	10	500
65〜74 （歳）	10	500	10	500
75 以上 （歳）	10	500	10	500
妊　婦			10	—
授乳婦			10	—

表 10-8 モリブデンの食事摂取基準（μg/日）

性　別	男　性				女　性			
年齢等	EAR	RDA	AI	UL	EAR	RDA	AI	UL
0〜 5（月）	—	—	2	—	—	—	2	—
6〜11（月）	—	—	5	—	—	—	5	—
1〜 2（歳）	10	10	—	—	10	10	—	—
3〜 5（歳）	10	10	—	—	10	10	—	—
6〜 7（歳）	10	15	—	—	10	15	—	—
8〜 9（歳）	15	20	—	—	15	15	—	—
10〜11（歳）	15	20	—	—	15	20	—	—
12〜14（歳）	20	25	—	—	20	25	—	—
15〜17（歳）	25	30	—	—	20	25	—	—
18〜29（歳）	20	30	—	600	20	25	—	500
30〜49（歳）	25	30	—	600	20	25	—	500
50〜64（歳）	25	30	—	600	20	25	—	500
65〜74（歳）	20	30	—	600	20	25	—	500
75 以上 （歳）	20	25	—	600	20	25	—	500
妊　婦（付加量）					+0	+0	—	—
授乳婦（付加量）					+3	+3	—	—

付表 11　各栄養素の母乳中濃度および離乳食からの摂取量

栄養素			母乳中濃度			離乳食からの摂取量	
			0～5か月	6～8か月	9～11か月	6～8か月	9～11か月
たんぱく質			12.6g/L	10.6g/L	9.2g/L	6.1g/日	17.9g/日
脂質		脂質	35.6g/L[1]	—	—	—	—
		脂肪エネルギー比率	48.5%	—	—	—	—
		n-6系脂肪酸	5.16g/L	—	—	—	—
		n-3系脂肪酸	1.16g/L	—	—	—	—
炭水化物		炭水化物	—	—	—	—	—
		食物繊維	—	—	—	—	—
ビタミン	脂溶性	ビタミンA	411μgRAE/L	—	—	—	—
		ビタミンD	(3.0μg/L 0.6μg/L)[2]	—	—	—	—
		ビタミンE	3.5～4.0mg/L	—	—	—	—
		ビタミンK	5.17μg/L	—	—	—	—
	水溶性	ビタミン B_1	0.13mg/L	—	—	—	—
		ビタミン B_2	0.40mg/L	—	—	—	—
		ナイアシン	2.0mg/L	—	—	—	—
		ビタミン B_6	0.25mg/L	—	—	—	—
		ビタミン B_{12}	0.45μg/L	—	—	—	—
		葉酸	54μg/L	—	—	—	—
		パントテン酸	5.0mg/L	—	—	—	—
		ビオチン	5μg/L	—	—	—	—
		ビタミンC	50mg/L	—	—	—	—
ミネラル	多量	ナトリウム	135mg/L	135mg/L		487mg/日	
		カリウム	470mg/L	470mg/L		492mg/日	
		カルシウム	250mg/L	250mg/L		128mg/日	
		マグネシウム	27mg/L	27mg/L		46mg/日	
		リン	150mg/L	150mg/L		183mg/日	
	微量	鉄	0.35mg/L	—	—	—	—
		亜鉛	2.01mg/L	—	—	—	—
		銅	0.35mg/L	—	—	—	—
		マンガン	11μg/L	—	—	—	—
		ヨウ素	(189μg/L)[2]	—	—	—	—
		セレン	17μg/L	—	—	—	—
		クロム	1.00μg/L	—	—	—	—
		モリブデン	3.0μg/L	—	—	—	—

1　採用された母乳中濃度（3.5g/100g）より，比重1.017で算出.
2　母乳中濃度の（　　）内の数値については，目安量の算定には用いていない.

その他の資料

付表12 小児の体格判定

12-1 乳幼児期の体格の評価

（カウプ指数）	13	14	15	16	17	18	19	20	21
乳 児（3か月以後）	やせすぎ		やせぎみ		普 通		太りぎみ		太りすぎ
満1歳									
1歳6か月									
満2歳									
満3歳									
満4歳									
満5歳									

$$カウプ指数 = \frac{体重(g)}{身長(cm)^2} \times 10$$

12-2 学童期の体格の評価

（ローレル指数）	100	115		145	160
学 童（6～11歳）	やせすぎ	やせぎみ	普 通	太りぎみ	太りすぎ

$$ローレル指数 = \frac{体重(kg)}{身長(cm)^3} \times 10^7$$

12-3 肥満度

（肥満度）	-50 -40 -30 -20 -10	0	10	20	30 40 50
幼 児（1～5歳）	やせすぎ	やせ	普 通	太りぎみ／やや太りすぎ	太りすぎ
学 童（6～11歳）	高度やせ	やせ	普 通	軽度肥満	中等度肥満／高度肥満

$$肥満度 = \frac{実測体重(kg) - 標準体重(kg)}{標準体重(kg)} \times 100（\%）$$

付表 13　生活習慣病の診断基準とリスク判定

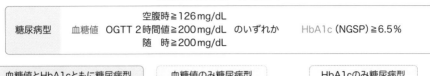

13-1 糖尿病の診断基準

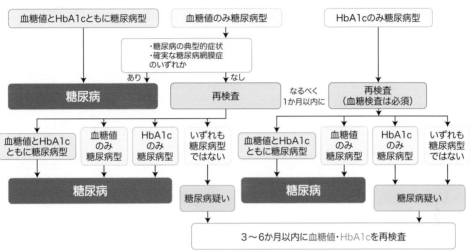

糖尿病型	血糖値	空腹時 ≧126 mg/dL OGTT 2時間値 ≧200 mg/dL　のいずれか 随　時 ≧200 mg/dL	HbA1c (NGSP) ≧6.5 %

13-2 リスク区分別脂質管理目標値

治療方針の原則	管理区分	脂質管理目標値（mg / dL）			
		LDL-C	HDL-C	TG	non HDL-C
一次予防 まず生活習慣の改善を行った後, 薬物療法の適用を考慮する	低リスク	< 160	≧ 40	< 150	< 190
	中リスク	< 140			< 170
	高リスク	< 120			< 150
二次予防 生活習慣の是非とともに 薬物治療を考慮する	冠動脈疾患の既往	< 100 (< 70)*			< 130 (< 100)*

＊家族性高コレステロール血症, 急性冠症候群のときに考慮する. 糖尿病でも他のリスク病態（非心原性脳梗塞, 末梢動脈疾患, 慢性肝臓病, メタボリックシンドローム, 主要危険因子の重複, 喫煙）を合併するときはこれに準ずる.
（日本動脈硬化学会編「動脈硬化性疾患予防ガイドライン 2017 年版」）

13-3 血圧と脳心血管リスクの判定

血圧分類 リスク層	高値血圧 130〜139/80〜89 mmHg	I度高血圧 140〜159/90〜99 mmHg	II度高血圧 160〜179/100〜109 mmHg	III度高血圧 ≧180/≧110 mmHg
リスク第1層 予後影響因子がない	低リスク	低リスク	中等リスク	高リスク
リスク第2層 年齢（65歳以上），男性，脂質異常症，喫煙のいずれかがある	中等リスク	中等リスク	高リスク	高リスク
リスク第3層 脳心血管病既往，非弁膜症心房細動，糖尿病，蛋白尿のあるCKDのいずれか，または，リスク第2層の危険因子が3つ以上ある	高リスク	高リスク	高リスク	高リスク

（日本高血圧学会　高血圧治療ガイドライン 2019）

13-4 メタボリックシンドローム診断基準

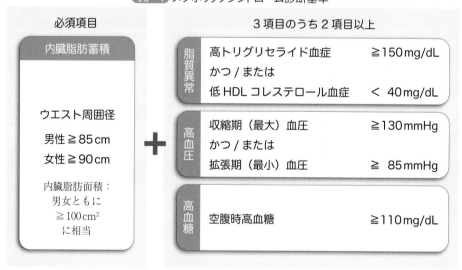

（メタボリックシンドローム診断基準検討委員会，2005年）

付表 14　年齢・性別・身体活動レベル別食品構成

(g)

食品群	第1群 乳・乳製品		卵		第2群 魚介・肉		豆・豆製品		第3群 野菜		芋類		果物		第4群 穀類		油脂		砂糖	
年齢 性	男	女	男	女	男	女	男	女	男	女	男	女	男	女	男	女	男	女	男	女
身体活動レベル I（低い）																				
6～7歳	250	250	30	30	80				270	270	50	50	150	150	170	150	10	10	5	5
8～9歳	300	300				80	60	60	300	300	60	60			210	170				
10～11歳	320	320	50	50	100	100									260	240	15	15	10	10
12～14歳	380	380			150	120	80	80	350	350	100	100	200	200	320	280	20	20		
15～17歳	320	320													370	260	25			
18～29歳	300		50	50	180				350	350	100	100	200	200	330	220	20	15	10	10
30～49歳	250	250			150	100	80	80								230				
50～64歳															320	210				
65～74歳	250	250	50	50	120	100	80	80	350	350	100	100	200	200	300	180	15	10	10	10
75歳以上		200				80									240	170				5
妊娠初期	—	250	—	50	100	100	—	80	—	350	—	100	—	200	—	230	—	15	—	10
妊娠中期					120										280					
妊娠後期					150										320		20			
授乳婦	—	250	—	50	120		—	80	—	350	—	100	—	200	—	290	—	20	—	10
身体活動レベル II（ふつう）																				
1～2歳	250	250	30	30	50	50	40	40	180	180	50	50	100	100	110	100	5	5	3	3
3～5歳							60	60	240	240			150	150	160	150	10	10	5	5
6～7歳	250	250			80		60	60	270	270	60	60	150	150	210	170	10	10	10	10
8～9歳	300	300			120	80			300	300					240	220	15	15		
10～11歳	320	320	50	50	150	100	80	80							310	290	20			
12～14歳	380	380			170	120			350	350	100	100	200	200	380	360	25			
15～17歳	320	320			200										430	350	30			
18～29歳	300				180	120	80	80	350	350	100	100	200	200	390	290	30	15	10	10
30～49歳	250	250	50	50											400	300				
50～64歳															390	280	25			
65～74歳	250	250	50	50	170	120	80	80	350	350	100	100	200	200	360	250	20	15	10	10
75歳以上					150	100									310	210	15			
妊娠初期	—	250	—	50	120		—	80	—	350	—	100	—	200	—	300	—	15	—	10
妊娠中期					150										320		20			
妊娠後期					170										370		25			
授乳婦	—	250	—	50	170		—	80	—	350	—	100	—	200	—	350	—	20	—	10
身体活動レベル III（高い）																				
6～7歳	250	250			100		60	60	270	270	60	60	150	150	250	230	10	10		
8～9歳	300	300			140	100			300	300					290	250	20	15		
10～11歳	320	320	50	50	160		80	80					200	200	370	350		20	10	10
12～14歳	380	380			200	170			350	350	100	100			450	400	25	25		
15～17歳		320				120									490	380	30	20		
18～29歳	380	300	50	50	200	120	80	80	350	350	100	100	200	200	470	360	30	15	10	10
30～49歳		250																		
50～64歳	320														320	25				
65～74歳	320	250	50	50	200	120	80	80	350	350	100	100	200	200	440	310	25	15	10	10
授乳婦	—	320	—	50	170		—	80	—	350	—	100	—	200	—	420	—	25	—	10

注1　野菜はきのこ類，海藻類を含む．また，野菜の 1/3 以上は緑黄色野菜でとることとする．

　2　エネルギー量は，「日本人の食事摂取基準（2020 年版）」の参考表・推定エネルギー必要量の約 93 ～ 97 ％ の割合で構成してある．各人の必要に応じて適宜調整すること．

　3　食品構成は「日本食品標準成分表 2015 年版（七訂）」で計算．

付表 15　主な食品の旬の時期

		1月	2月	3月	4月	5月	6月	7月	8月	9月	10月	11月	12月
魚介類	アサリ			■	■								
	カレイ（イシガレイ）	■	■							■	■	■	■
	カレイ（マガレイ）											■	■
	カレイ（マコガレイ）						■	■	■				
	カツオ				■	■	■			■	■		
	キス						■	■	■				
	ゴマサバ							■	■	■			
	サワラ	■	■	■	■	■							■
	サンマ								■	■	■		
	スズキ						■	■	■				
	スルメイカ						■	■	■	■			
	ハマチ										■	■	■
	ブリ	■	■									■	■
	マアジ					■	■	■	■				
	マイワシ						■	■	■	■	■		
	マサバ									■	■	■	■
	マダイ	■	■	■	■								
	マダラ	■	■										■
	ヤリイカ	■	■	■									■
	ワカサギ	■	■	■									■
野菜	アスパラガス				■	■	■						
	エダマメ						■	■	■				
	オクラ						■	■	■				
	カブ	■	■	■								■	■
	カボチャ						■	■	■				
	カリフラワー	■	■									■	■
	キュウリ						■	■	■				
	ギンナン										■	■	
	ゴーヤ						■	■	■				
	ゴボウ											■	■
	コマツナ	■	■									■	■
	サツマイモ									■	■	■	
	サトイモ									■	■	■	■
	サヤインゲン						■	■	■				
	サヤエンドウ			■	■	■							
	ジャガイモ					■	■						
	シュンギク	■	■									■	■
	シンタマネギ			■	■	■							
	セロリ				■	■						■	■
	ソラマメ				■	■	■						
	ダイコン	■	■									■	■
	タケノコ			■	■								
	チンゲンサイ			■	■					■	■		
	トウガン							■	■	■			
	トウモロコシ						■	■	■				
	ナス						■	■	■	■			
	ニンジン				■	■					■	■	
	ネギ	■	■									■	■
	ネショウガ						■	■	■				
	ハクサイ	■	■									■	■
	ピーマン						■	■	■				
	ブロッコリー	■	■	■								■	■
	ホウレンソウ	■	■									■	■
	ミズナ	■	■									■	■
	ミツバ			■	■								
	ミョウガ						■	■	■	■			
	レタス				■	■	■						
	レンコン	■	■									■	■
果物	アマナツ	■	■	■	■								
	イチゴ	■	■	■	■								
	イチジク								■	■	■		
	イヨカン	■	■	■									
	カキ										■	■	
	キウイ	■	■	■								■	■
	サクランボ						■	■					
	ザクロ									■	■		
	スイカ						■	■	■				
	ナシ								■	■	■		
	ハッサク	■	■	■									
	ブドウ（巨峰）								■	■			
	ブドウ（デラウェア）						■	■	■				
	ブドウ（マスカット）								■	■			
	ブルーベリー							■	■				
	ミカン（欧州）	■	■									■	■
	メロン（アンデス）					■	■	■					
	メロン（プリンス）					■	■						
	メロン（夕張）						■	■					
	モモ（白桃）							■	■				
	リンゴ										■	■	■

付表 16 栄養価の数値表示方法

項目 （一般成分）	単位	最小表示の位	数値の丸め方など
廃棄率	%	1の位	10 未満は小数第 1 位を四捨五入. 10 以上は元の数値を 2 倍し, 10 の単位に四捨五入で丸め, その結果を 2 で除する.
エネルギー	kJ kcal	1の位	小数第 1 位を四捨五入.
水分	g	小数第 1 位	小数第 2 位を四捨五入.
たんぱく質			
アミノ酸組成によるたんぱく質			
たんぱく質			
脂質			
トリアシルグリセロール当量			
脂質			
炭水化物			
利用可能炭水化物（単糖当量）			
利用可能炭水化物（質量計）			
差し引き法による利用可能炭水化物			
食物繊維総量			
糖アルコール			
炭水化物			
有機酸			
灰分			

項目 （無機質, ビタミン等）		単位	最小表示の位	数値の丸め方など
ミネラル	ナトリウム	mg	1の位	整数表示では, 大きい位から 3 桁目を四捨五入して有効数字 2 桁. ただし, 10 未満は小数第 1 位を四捨五入. 小数表示では, 最小表示の位の 1 つ下の位を四捨五入.
	カリウム			
	カルシウム			
	マグネシウム			
	リン			
	鉄	mg	小数第 1 位	
	亜鉛			
	銅		小数第 2 位	
	マンガン			
	ヨウ素	µg	1の位	
	セレン			
	クロム			
	モリブデン			
ビタミン	ビタミンA	レチノール	µg	1の位	整数表示では, 大きい位から 3 桁目を四捨五入して有効数字 2 桁. ただし, 10 未満は小数第 1 位を四捨五入. 小数表示では, 最小表示の位の 1 つ下の位を四捨五入.
		α - カロテン			
		β - カロテン			
		β - クリプトキサンチン			
		β - カロテン当量			
		レチノール活性当量			
	ビタミンD		小数第 1 位	
	ビタミンE	α - トコフェロール	mg	小数第 1 位	
		β - トコフェロール			
		γ - トコフェロール			
		δ - トコフェロール			
	ビタミンK		µg		
	ビタミンB₁		mg	小数第 2 位	
	ビタミンB₂			小数第 2 位	
	ナイアシン			小数第 1 位	
	ナイアシン当量			小数第 1 位	
	ビタミンB₆			小数第 2 位	
	ビタミンB₁₂		µg	小数第 1 位	
	葉酸			1の位	
	パントテン酸		mg	小数第 2 位	
	ビオチン		µg	小数第 1 位	
	ビタミンC		mg	1の位	
アルコール		g	小数第 1 位	小数第 2 位を四捨五入.
食塩相当量		g	小数第 1 位	小数第 2 位を四捨五入.
備考欄		g	小数第 1 位	小数第 2 位を四捨五入.

（日本食品標準成分表 2020 年版（八訂））

付表 17 糖分・塩分の調味パーセント

	料理名	調味対象	塩分	糖分	メモ
汁物	スープ	だし	0.2〜0.5		だしの味が濃い場合は, 塩分をうすくできる
	みそ汁	だし	0.6〜0.8		
	すまし汁	だし	0.5〜0.7		
	けんちん汁	だし	0.6〜0.8		
焼き物	魚の塩焼き	魚	1〜3		鮮度,魚の種類による
	魚のムニエル	魚	1		
	豚肉の鍬焼き	肉	2	3	
	ハンバーグ	材料*1	0.6		*1 全材料に対して
煮物	魚の煮つけ	魚	1.5〜2	2〜3*2	*2 鮮度,魚の種類による
	サバのみそ煮	魚	1.5〜2.5	6〜8	
	里芋の煮物	芋	1.2〜1.5	5〜7	
	いりどり	材料*3	1.2〜1.5	5〜7	*3 全材料に対して
	青菜の煮浸し	青菜	1〜1.2	1	
	乾物の煮物	材料*4	1〜1.5	4〜15	*4 もどした材料に対して
ごはん	炊き込みごはん	米	1.5		
	すし飯	米	1.2〜1.5*5	2〜5	酢 12%, *5 飯に対して0.6〜0.8%
	チャーハン	飯	0.5〜0.8		油 5〜8%
その他	お浸し	材料*6	1〜1.2		*6 ゆでる前の材料に対して
	野菜のいため物	材料*7	1〜1.2	0.5	油 5〜10%, *7 全材料に対して
	茶わん蒸し	卵液	0.5〜0.7		
	野菜の即席漬け	材料	1.5〜2		

付表 18 炒め物の油の量

種類	材料に対する油の量（%）
和風炒め煮	3〜5
ムニエル	4〜5
チャーハン	5〜6
野菜ソテー	3〜5
中国風いため物	5〜10
カニたま	13〜15
中国風炒り卵（炸蛋）	13〜25

付表 19　揚げ物の吸油率

種類	吸油率（%）
素揚げ	2 ～ 15
から揚げ	6 ～ 13
てんぷら	12 ～ 25
フリッター・フライ	6 ～ 20
アーモンド揚げ・クラッカー揚げ・はるさめ揚げ	33 ～ 35

付表 20　妊娠中の体重増加指導の目安

妊娠前の体格[*2]		体重増加量指導の目安
肥満度	BMI	
低体重（やせ）	18.5 未満	12 ～ 15kg
普通体重	18.5 以上 25.0 未満	10 ～ 13kg
肥満（1 度）	25.0 以上 30.0 未満	7 ～ 10kg
肥満（2 度以上）	30.0 以上	個別対応（上限 5kg までが目安）

＊1「増加量を厳格に指導する根拠は必ずしも十分ではないと認識し，個人差を考慮したゆるやかな指導を心がける.」産婦人科診療ガイドライン産科編 2020 CQ 010 より
＊2 日本肥満学会の肥満度分類に準じた.
（妊娠前からはじめる妊産婦のための食生活指針（厚生労働省）令和 3 年）

付表 21　造血に関与する栄養素

機　能	栄養素	多く含む食品
ヘモグロビンの材料	鉄，たんぱく質，ビタミン B_6	レバー，カキ，貝類
鉄の吸収促進	ビタミン C	新鮮な野菜・果物
DNA 合成	ビタミン B_{12}，葉酸	ナッツ類，緑黄色野菜
ヘモグロビンの合成と鉄の吸収促進	銅	貝類，納豆，ごま

(g)

区分			幼児の場合	児童(6～7歳)の場合	児童(8～9歳)の場合	児童(10～11歳)の場合	児童(12～14歳)の場合	夜間過程を置く高等学校及び特別支援学校の生徒の場合
主食	米飯の場合	米	50	50	70	90	100	100
		強化米	0.15	0.15	0.21	0.27	0.3	0.3
	パンの場合	小麦	40	40	50	70	80	80
		イースト	1	1	1.25	1.75	2	2
		食塩	1	1	1.25	1.75	2	2
		ショートニング	1.4	1.4	1.75	2.45	2.8	2.8
		砂糖類	1.4	1.4	1.75	2.45	2.8	2.8
		脱脂粉乳	1.4	1.4	1.75	2.45	2.8	2.8
ミルク		牛乳	155	206	206	206	206	206
おかず		小麦粉及びその製品	4	4	5	7	9	9
		芋及びでんぷん	20	26	30	34	35	35
		砂糖類	3	3	3	3	4	4
		豆類	4	4.5	5	5.5	6	6
		豆製品類	12	14	16	18	18	18
		種実類	1.5	2	3	3.5	3.5	3.5
		緑黄色野菜類	18	19	23	27	35	35
		その他の野菜類	50	60	70	75	82	82
		果物類	30	30	32	35	40	40
		きのこ類	3	3	4	4	4	4
		藻類	2	2	2	3	4	4
		魚介類	13	13	16	19	21	21
		小魚類	2.5	3	3	3.5	3.5	4
		肉類	12	13	15	17	19	19
		卵類	5	5	6	8	12	12
		乳類	3	3	4	5	6	6
		油脂類	2	2	3	3	4	4

（備考）
（1）1か月間の摂取目標量を1回当たりの数値に換算したものである．
（2）適用に当たっては，個々の児童生徒などの健康および生活活動などの実態ならびに地域の実情などに十分配慮し，弾力的に運用すること．

付表 23　乳児の母乳哺乳量の推移（目安）

	回（g）	日（g）	1日授乳回数（回）
生後 1 週間	50 ～ 70	400 ～ 500	8
生後 1 か月	100 ～ 120	600 ～ 700	7 ～ 9
生後 2 か月	150 ～ 160	700 ～ 800	6 ～ 7
生後 3 か月	160 ～ 180	800 ～ 900	6 ～ 7
生後 4 か月	180 ～ 200	900 ～ 1000	5
生後 5 か月	180 ～ 200	900 ～ 1000	5

付表 24　学校給食の「7つの目標」

1 健康の保持・増進

適切な栄養の摂取による
健康の保持増進を図ること.

7 生産・流通・消費の正しい理解

食料の生産，流通消費について，
正しい理解に導くこと.

2 健全な食生活と望ましい食習慣

日常生活における食事について
正しい理解を深め，健全な食生活を
営むことができる判断力を培い，
および望ましい食習慣を養うこと.

学校給食の
7つの目標

6 伝統的な食文化

我が国や各地域の優れた伝統的な
食文化についての理解を深めること.

3 明るい社交性と協同の精神

学校生活を豊かにし，
明るい社交性および
協同の精神を養うこと.

5 勤労を重んずる態度

食生活が食にかかわる人々の
さまざまな活動に支えられている
ことについての理解を深め，
勤労を重んずる態度を養うこと.

4 生命・自然の尊重と環境保全

食生活が自然の恩恵の上に成り立つもの
であるということについての理解を深め，
生命および自然を尊重する精神ならびに
環境の保全に寄与する態度を養うこと.

イラスト 応用栄養学実習 ── 第 3 版 ──

ISBN 978-4-8082-6091-0

2016 年 4 月 1 日　初版発行	著者代表 ⓒ 藤　木　理　代
2021 年 4 月 1 日　2 版発行	発 行 者　鳥　飼　正　樹
2024 年 4 月 1 日　3 版発行	印　　刷　株式会社 三　秀　舎 製　　本

発行所　株式会社 東京教学社

郵 便 番 号　112-0002
住　　　所　東京都文京区小石川 3-10-5
電　　　話　03（3868）2405
Ｆ　Ａ　Ｘ　03（3868）0673

http://www.tokyokyogakusha.com